送给爸妈的健康书

更年期饮食中医调养法

总策划：杨建峰　　主　编：李开生

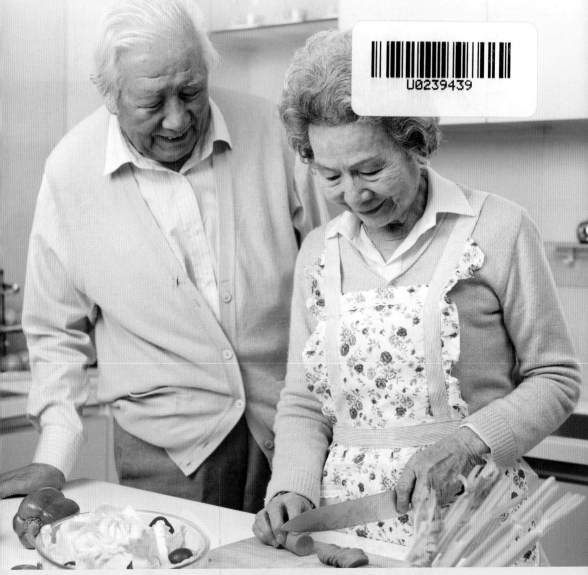

江西科学技术出版社

图书在版编目（CIP）数据

送给爸妈的健康书：更年期饮食中医调养法 / 李开生主编.— 南昌：江西科学技术出版社，2014.11

ISBN 978-7-5390-5130-7

Ⅰ.①送… Ⅱ.①李… Ⅲ.①更年期—食物疗法 Ⅳ.①R247.1

中国版本图书馆CIP数据核字（2014）第254483号

国际互联网（Internet）地址：

http://www.jxkjcbs.com

选题序号：ZK2014376

图书代码：D14177-101

送给爸妈的健康书：更年期饮食中医调养法　　　　李开生主编

出　　版	江西科学技术出版社
社　　址	南昌市蓼洲街2号附1号
	邮编：330009　　电话：（0791）86623491　86639342（传真）
印　　刷	北京新华印刷有限公司
总 策 划	杨建峰
项目统筹	陈小华
责任印务	高峰　苏画眉
设　　计	松雪图文 SONGXUE TUWEN　王进
经　　销	各地新华书店
开　　本	787mm×1092mm　1/16
字　　数	260千字
印　　张	16
版　　次	2014年11月第1版　2014年11月第1次印刷
书　　号	ISBN 978-7-5390-5130-7
定　　价	28.80元（平装）

赣版权登字号-03-2014-315

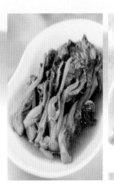
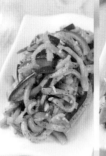
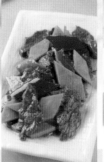
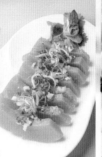
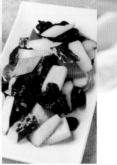

Contents

目录

Part 1　了解并重视更年期

Part 2 更年期常见症状的饮食调养

Part 3 更年期的中医调养法

Part 4 更年期保健食材推荐

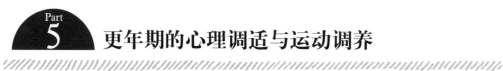

Part 5　更年期的心理调适与运动调养

了解并重视更年期

　　更年期是人体生理机能发生的第二次巨大变化，它预示着卵巢或睾丸功能衰退，性激素分泌减少，生育功能终止，也就是告诉你开始衰老了。此时，外貌、身材与体能都在逐渐老化，再加上身体的不适，会表现得情绪不稳定、性格古怪，甚至自卑、忧郁。本章将带您了解更年期的世界，让这一阶段得到应有的重视和照顾。

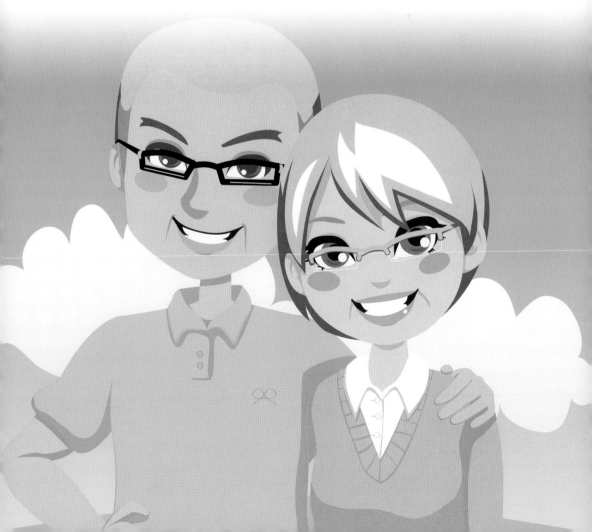

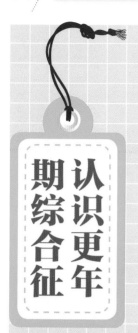

认识更年期综合征

为什么会出现更年期综合征

更年期是人生的一个重要阶段，在这期间由于内分泌环境功能的紊乱，可导致机体出现一系列的不适症状，以及明显的神经精神症状，也就是所谓的更年期综合征。

女性更年期综合征的根本原因是由于生理或病理性等原因引起的卵巢功能衰退，导致雌激素水平下降引起的一系列症候群。

卵巢生理功能上的变化即衰退，使雌激素的分泌和排卵逐渐减少并失去周期性，一直到停止排卵，垂体分泌促卵泡激素和促黄体素过多，雌激素的靶器官如阴道、子宫、乳房、尿道等的结构和功能改变，从而出现一些列更年期症状。随着生理的改变还可出现一些心理上的不适反应，如情绪不稳定。

男性更年期是指男性雄性激素分泌下降，而引起的一系列病理变化及临床症状。但是大部分男性更年期症状表现不具有特征性，极易被忽视。

哪些人更容易患上更年期综合征

更年期除了与年龄密切相关以外，研究表明，更年期综合征的发生还存在高发人群，而他们至少具有以下特征之一：

●工作、生活压力大

快节奏的工作、生活会影响内分泌，导致机体的新陈代谢紊乱，更易出现失眠、烦躁、月经失调等更年期综合征的症状。

●有慢性病

如糖尿病、高血压等慢性疾病，容易导致卵巢功能早衰，从而导致更年期综合征提前。

●有不良嗜好

有吸烟、饮酒等不良嗜好，其中香烟中的尼古丁和安纳西松，能抑制颗粒细胞芳香化酶的活性，使体内雌激素减少，从而导致更年期的提早出现。

●缺乏运动

缺乏锻炼的人运动后易出现面色潮红，与茶酚胺的分泌增加、雌激素和孕酮的分泌减少有关，可诱发更年期综合征的发生。坚持运动不仅有利于身体健康，还能缓解更年期症状。

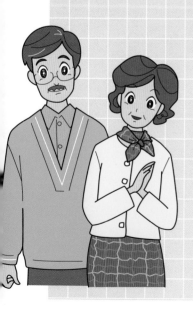

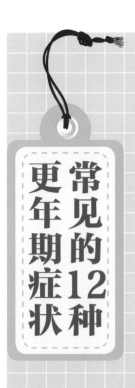

常见的12种
更年期症状

症状一　潮热、出汗

潮热、出汗是更年期最具特征性的表现，是由于血管收缩功能不稳定引起的。潮热起自于前胸，可波及全身，潮热的部位会有灼热感，皮肤发红，紧接着会爆发性出汗。

症状二　失眠多梦

多表现为睡眠浅、易做梦，或难入眠、易醒。有的人还会出现睡眠习惯的改变，呈现出白天疲惫、嗜睡，晚上兴奋难眠，睡眠昼夜颠倒。

症状三　情绪改变

进入更年期之后，特别是女性容易患得患失，甚者会出现抑郁症。大部分表现为情绪不稳定、多疑、焦虑、烦躁，严重者会引起失眠。还有部分可呈现出狂躁，思维混乱，脾气火爆。

症状四　易疲劳

由于体内激素的不稳定，身体出现很多衰老的先兆，精神状态会大不如从前，易出现疲劳、倦怠，可出现白天易瞌睡，从前轻松能做的事情，现在做起来有点吃力等。此时，需要充足的休息睡眠，工作和活动都要量力而行，适可而止。

症状五　骨质疏松

更年期容易出现腰酸背痛，这其实是更年期骨质疏松的早期表现。从更年期开始，骨质的吸收速度大于骨质的生成速度，促使骨质的流失，从而导致骨质疏松。

其中女性骨质流失更胜，所以女性在进入更年期之前就要做好补钙的准备。缺钙容易导致出现腰膝酸软、四肢疼痛、驼背、易骨折等症状。

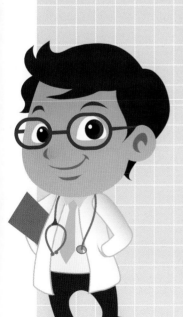

症状六 外阴萎缩

外阴萎缩一般较晚，主要表现为外阴部皮肤变薄，大小阴唇脂肪层减少，阴毛稀少，阴道上皮细胞萎缩，阴道口缩窄变短。且易诱发外阴瘙痒、阴道炎等疾病。

症状七 免疫力下降

进入更年期之后，人的身体机能就会逐渐退化，同时人体对疾病的防御能力也会下降，即所谓的免疫力下降。所以进入更年期的人群容易出现感冒、发烧，以及消化道疾病。

症状八 血压升高

随着年龄的增长，血管弹性降低，加上更年期女性生理上的变化，易导致情绪不安、睡眠质量差，这些无疑都是引发更年期血压升高的原因。

症状九 生殖道感染

绝经后女性阴道黏膜上皮逐渐变薄，弹性消失，分泌物减少。与此同时，阴道的酸性环境被改变，抵抗力下降，易受到外界病原微生物的侵袭而引发感染。

症状十 尿路感染

女性随着绝经期到来，阴道分泌物偏碱性，又缺乏抗炎因子，故难以抑制细菌的生长繁殖，易造成尿路感染。表现为尿频、尿急、尿痛。

症状十一 便秘

进入更年期之后，由于消化功能的减退，肠道的蠕动也减慢了。加上更年期人群食欲以及运动有所下降，无疑都为便秘埋下隐患。所以平时应多食高纤维的食物，以缓解便秘。

症状十二 发胖

由于新陈代谢障碍，加上运动量减少，脂肪开始在腹部、臀部等地方囤积，男性会出现啤酒肚，女性会出现"梨形"身材。再加上血管弹性的减退，还容易诱发心血管疾病。

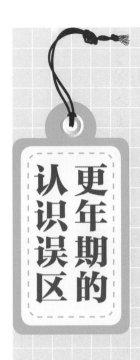

误区一　对更年期综合征要顺其自然

很多女性在经受更年期综合征的困扰时，都会选择默默承受。但正是因为这种不重视，有很多人的生活质量受到了严重的影响，甚至为骨质疏松、高血压、心脏病、糖尿病、肿瘤等疾病的发生埋下隐患。

女性在更年期更应该加强自我保健意识，养成良好的生活习惯，学会自我调控情绪，适当的体育锻炼等。但是如果症状出现比较严重，就应该积极就医，在专业医生的指导下采取正确及时的治疗。

误区二　更年期症状只是潮热和情绪波动

进入更年期之后，很多人会出现更年期综合征的症状。早期会出现潮热出汗、抑郁、焦虑、失眠、月经失调等症状，后期随着卵巢功能的彻底衰退可能会出现骨及脂类代谢的紊乱，导致其他更严重的疾病发生。

据调查研究表明，女性在绝经之后心血管疾病、子宫疾病的发生率远比围绝经女性要高。因此，不能简单地认为更年期症状就只是脾气或者情绪上的变化，更多的是心理及生理上的转变。如果在此阶段出现身体上的不适，就应该及时就医。同时，家

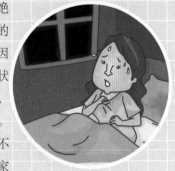

人应该重视处于更年期的亲人，给予他们更多关爱和支持。

误区三　更年期就是绝经

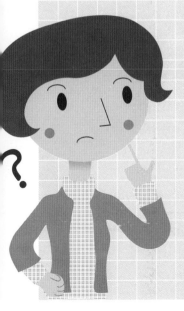

生活中有很多人都不明白什么是更年期，甚至认为更年期就是绝经。其实更年期是指女性从性功能衰退开始至完全丧失为止的一个转变时期，而绝经只是更年期其中的一个表现，并不是更年期的全部过程。

女性在进入更年期之后，首先会出现月经紊乱，不同的人群历时长短不一，可伴随有情绪焦虑、失眠多梦、抑郁、潮热出汗等症状。随着卵巢功能的进一步减退，月经会进一步减少甚至消失，对身体的伤害也是很大的。

而绝经后雌激素下降，易出现骨质疏松；同时内分泌的紊乱可能导致水钠代谢、糖代谢、脂肪代谢的紊乱，易出现浮肿、肥胖、糖尿病、高血压、高血脂等疾病。所以，更年期不仅仅只是绝经。

误区四　更年期滥用激素治疗

很多女性把雌激素当作重返青春的灵丹妙药，甚至自行服用雌激素来延缓衰老，这是很危险的。因为当雌激素水平过高时，可引起乳腺增生、子宫肌瘤、卵巢囊肿等疾病。

处于更年期的女性不仅在生理上会出现各种不适，还会出现较大的心理落差。此时，除了对衰老的恐惧，夫妻关系也会因为猜忌变得生疏，与孩子的关系也会因为脾气暴躁而变得疏远。这种种的不幸，更加剧了部分女性对激素的依赖。

激素替代疗法确实可以改善绝经的相关症状，而且对血管舒缩及生殖器萎缩症状有缓解作用，从而改善更年期女性的生活质量。但是在使用激素治疗前，首先应该做好全身检查和妇科检查，如心脏、血压、乳房、盆腔等。在激素使用的过程中一定要在医生的指导下，检测激素水平的变化、了解乳房及子宫内膜的变化等。

其实，激素治疗只是更年期治疗措施的一部分，并不是唯一手段，还应该从心理、生理等多方面着手，如心情不好时找一个可以倾诉的朋友，释放自己的情绪；培养兴趣爱好，不要给自己太大的生活压力；多吃新鲜蔬果，戒掉吸烟酗酒的坏毛病等等，这些都能有效地改善更年期症状。

误区五　更年期就医无门

很多人认为更年期就是自然衰老，出现身体种种不适也是正常的，或者是单纯地将更年期带来的身体不适归咎为系统性的疾病，并不会将其与更年期联系起来。

很多女性在更年期都易出现骨关节疼痛、记忆减退、易疲劳、抑郁等。很多人都会误认为这是自然老化的生理现象或个人心理问题，并非所谓的更年期综合征。而很多女性出现上述症状之后选择就医，也只是穿梭于骨科、内科、泌尿科等，结果还是徒劳无功，所以很多人认为更年期就是就医无门的。

其实出现更年期的症状时，如果需要就医，应该咨询内分泌科，他们能全面评估患者是否由性激素缺乏引起的内分泌紊乱所致的疾病，并采取有效的治疗措施。

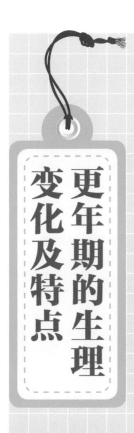

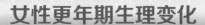

女性更年期生理变化

随着卵巢功能的减退，雌激素会逐渐减少甚至消失，导致机体受激素控制的组织和器官发生退行性性变，从而出现多种不同的症状。

●心血管系统

雌激素缺乏可导致血管舒缩运动障碍，从而出现潮热出汗的症状。此外还有血压波动、心悸不适、心慌气短、头痛眩晕、耳鸣眼花等症状。

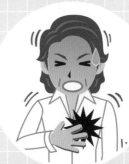

●生殖系统

随着雌激素的下降，生殖器官和乳房也会出现衰老的迹象。阴道萎缩一般较晚，主要表现为外阴部皮肤变薄，大小阴唇脂肪层减少，弹性减低；阴毛稀少，阴道上皮细胞萎缩，阴道口缩窄变短；阴道表皮细胞中的糖原细胞减少，使阴道酸碱度减低，利于细菌的生长和繁殖，且易诱发外阴瘙痒、阴道炎等疾病；阴道分泌液减少，使润滑作用减弱，易导致性交疼痛。

●骨骼肌肉系统

更年期容易出现腰酸背痛，这其实是更年期女性骨质疏松的早期表现。女性从围绝经期开始，骨质的吸收速度大于骨质的生成速度，促使骨质的流失，从而导致骨质疏松。而约有25%的女性在绝经后患有骨质疏松症，出现腰膝酸软、四肢疼痛、驼背、易骨折等症状。

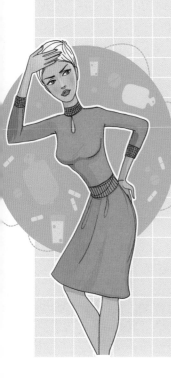

●泌尿生殖系统

尿道黏膜随着雌激素的变化会出现萎缩、变薄，容易出现尿道黏膜外翻；尿道横纹肌张力减退，容易出现尿失禁，当咳嗽、打喷嚏等腹压增大时明显。

●皮肤黏膜系统

随着卵巢功能的减退，还会引发一系列皮肤的变化。此时，因为角质层失水过多，容易出现皮肤干燥及皱纹，甚至瘙痒；皮肤对不良刺激的反应也会逐渐减弱，使伤口愈合和组织再生能力变差；还会出现不明原因的头面部及足部的浮肿。

男性更年期生理变化

男性进入更年期以后虽然不会像女性一样出现明显的生理变化过程，但是还是会出现一些衰老的迹象。

●睾丸变化

进入更年期之后，男性生殖器睾丸会出现退行性变化。睾丸合成和分泌睾酮的功能会逐渐衰退，其间质细胞对促性腺激素反应、分泌雄性激素的能力减弱，使得雄性激素减少。

射精量、精子总数也会随着年龄的增加逐渐减少，无活力及异常精子数目增加，精浆质量也会有所下降，但是仍然会有生育能力。

●骨骼肌肉

随着年龄的增长，肌肉会出现萎缩，肌力会减弱，但是这种变化是可以通过锻炼来予以缓解的。同时，也会出现腰腿疼痛等钙流失的症状。

●大脑功能

脑是神经系统的中枢，随着身体机能的老化，脑组织也会逐渐萎缩。此时，神经细胞、神经纤维和感受器官细胞数量都会慢慢减少，从而导致语言技巧和注意力随着年龄的增长而逐渐减退。

●肺功能

由于胸壁硬化，控制呼吸的肌肉负担会加重，胸腔骨骼会越来越僵硬，导致有害物质不易排出，容易出现肺部疾病。

●皮肤

皮肤会出现棕色的色素沉着斑点，称之为老年斑，可出现在面部及前臂，有的会增生凸起形成疣。皮肤还会日渐松弛、下垂，出现皱纹，这是因为脂肪与弹性组织逐渐减少所致。

●心脏功能

心脏的加速反应开始下降，表现为在剧烈运动之后心脏的调适能力下降，30岁之后最高心率平均每10年会降低10次/分钟。此外，随着年龄增长，心脏结缔组织增加、类质脂沉积、心脏各瓣膜和其他结构钙化，可导致心脏肥大、心内膜增厚等现象。

●耐力

由于身体供养能力降低，机体耐力也会减弱，再加上年老之后更加疏于运动，机体对运动等各方面的耐力会进一步地下降。

●头发

随着年龄的增长，头皮上毛囊的数量减少，头发的生长速度也会减慢，头发会变得稀疏，甚至出现秃顶。伴随着还会出现白发，一般由两鬓开始。

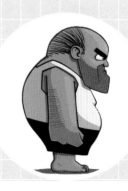

女性更年期的特点

●早期症状明显

女性更年期的早期症状比较明显，且具有特征性。如月经改变，平时月经基本正常，突然出现月经退后或提前，月经量减少或增多，并伴随出现肢体浮肿、腹泻、焦躁不安等症状。又如突发性的胸、颈、脸部皮肤潮红灼热，并伴有大量出汗。

●进入时间早

女性进入更年期的时间因人而异，一般周期性排卵可持续到40岁左右，之后逐渐进入更年期，年龄一般都在45~55岁。

●持续时间长

女性更年期是卵巢功能逐渐消退至完全消失的一个过渡时期，一般在绝经之前，就已经存在卵巢逐步衰退的阶段，一般会持续2~4年，不同的人长短不一，称为绝经前期。绝经之后卵巢功能更为低下，但不一定立即完全消失，一般也要经历2~3年，也有长达6~8年，甚至更长。女性更年期是绝经前期、绝经期和绝经后期的总和，比男性更年期要长得多。

男性更年期的特点

●衰退出现得晚

男性的性腺功能衰退没有明显的标志，其生殖器官的衰退也是一个比较缓慢的过程，且不会完全丧失功能。男性生殖器睾丸旺盛期长，衰退期出现得晚，而且男性在更年期仍然可保持相当的性功能和生育能力，所以即使在进入更年期之后也不会出现明显的不适，大部分会被人所忽视，在不知不觉中就度过了更年期。

●症状不明显

男性在步入更年期之后虽然也会出现一系列的生理变化，但是远不如女性更年期症状那般明显与突出。男性也会出现心理和情绪上的不稳定，但是由于自控力较强，不易通过表情和情绪表达出来。最主要的一点是他们的性器官功能不会完全消失，仍然保留有一定程度的功能，所以不会出现明显的雄性激素缺乏症状。

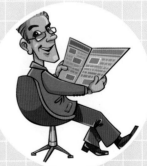

●进入时间晚

据调查研究显示，男性进入更年期的时间要比女性晚10年左右，他们一般会在55~60岁出现。正是由于男性睾丸衰退速度比女性卵巢衰退要慢得多，所以男性进入更年期的时间就明显晚了很多。

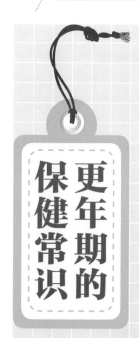

心理保健

为了提高更年期的生活质量，必要的心理保健是必不可少的。它不仅有利于缓解更年期综合征，而且对人体健康也是十分有益的。

●性格乐观

积极乐观的心态是十分重要的，凡事都往好的方面想，这样能有效缓解日常生活和工作带来的压力。将自己塑造成一个乐观、积极、风趣的人，对人、事都宽厚为怀，不患得患失，所有事情能拿得起、放得下。

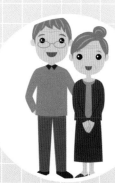

●学会矛盾转移

更年期的脾气总是来得很快，如果得不到谅解和支持，就要变成自己一个人的伤心、生气。所以应该在"暴风雨"来临之前学会转移自己的情绪，让矛盾得以缓和、化解。

平时可以多看看戏、听听歌、出去旅游等，也可培养些自己的兴趣爱好，如跳舞、下棋、画画、钓鱼等，这些都有利于情感的寄托，让自己保持愉悦的心情。

●学会交际

很多人进入更年期之后，开始封闭自己，不愿意与人交往，认为别人都是要看自己的笑话，取笑自己，久而久之，极易造成性格和行为上的异常。

在正常的人际交流中，人们不仅可以交换自己的观点与意见，还能相互透露自己的不快，这样既可以排除内心抑郁，又能解决问题。所以，进入更年期的人际交流是十分重要的。

●学会自得其乐

单调的日常生活总是容易让人乏味，进入更年期之后这种感觉更是会加剧。兴趣是必不可少的精神食粮，很多更年期人群早已忘记自己年轻时的兴趣，也不愿去发掘新的兴趣爱好，让自己终日与厨房、地板、电视打交道，成为一个彻底失去自我的忧愁鬼。一边在埋怨，一边又无动于衷。所以，试着打开那道与外界

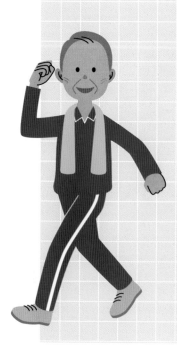

隔绝的门，让自己的生活灿烂起来吧。

你可以重拾儿时跳舞的梦想，你可以拿起年轻时想要成为画家的冲动，这一切都是你可以为自己寻找的快乐和寄托。或者给自己一个旅行，背上双肩包，带着探索新世界的那颗不曾老去的心，说走就走吧。

生理保健

进入更年期之后，由于内分泌功能减退、代谢变化及其他慢性刺激，极易诱发各种疾病，所以此时对身体的保健是十分重要的。

● 女性肾脏保健

①清淡饮食、少油、少盐。②不乱吃药。③适当饮水、不憋尿。④积极处理泌尿道结石。⑤保持心态平衡，坚持合理运动。⑥自我按摩腰部、脚心。

● 女性卵巢保养

女性卵巢保养可从以下方法着手：①多吃绿色蔬菜及水果。②多吃大豆及豆制品。③适当心理调整，缓解压力。④避免穿着过紧的内衣裤。⑤适当运动。

● 男性肾脏保健

①合理饮食。②避免熬夜、作息规律。③合理用药。④注意足部保暖。⑤运动养肾。⑥避免过度劳累，节制房事。

● 男性睾丸保健

①作息规律。②多食含锌、硒的食物。③不滥用药。④性生活节制。⑤适当运动。⑥定期体检。

● 定期做身体检查

伴随女性绝经，女性生殖器官的恶性肿瘤的发病率也在逐渐上升，所以要定期做妇科检查，降低女性恶性肿瘤的发病率和死亡率。男性也不可忽视，需要定期做体检。

饮食保健

进入更年期之后，不仅要注意心理、生理上的变化，也应该从营养的角度来调整好饮食，帮助顺利度过更年期。

● 控制热量，预防肥胖

随着年龄增长活动量减少，机体对能量的消耗也就减少；更年期内分泌的变化导致激素代谢的改变，致使脂肪代谢改变；如果在饮食上还不加以控制，将不仅仅只是带来肥胖，还会增加心血管及代谢性疾病的发生率。所以控制热量，预防肥胖刻不容缓。

在饮食上，要适当地减少高脂肪、高糖类食物的摄取，尤其是那些富含饱和脂肪酸的油炸垃圾食品。如食用油以植物油为主，植物油含有不饱和脂肪酸及维生素E，有抗衰老的作用，还能促进胆固醇的代谢，对心血管疾病有很好的预防作用；多吃新鲜蔬果，它们不仅能补充机体所需的多种维生素和矿物质，还能增强人体免疫力、抗衰老。

●多食用大豆及豆制品

大豆的营养是极为丰富的，但大豆对女性健康十分有益并非人人都了解。大豆及其制品中不仅富含优质蛋白，还含有丰富的弱性雌激素，可缓解女性因卵巢衰退后雌激素的锐减带来的身体不适。

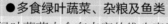

大豆对女性健康的影响主要取决于所含的大豆异黄酮成分。大豆异黄酮是一种结构和雌激素相似，具有雌激素活性的植物性雌激素，能延迟女性细胞衰老，使皮肤保持弹性、养颜、减少骨丢失，促成骨生成、降血脂、减轻女性更年期综合征症状等。所以，更年期的女性多食大豆及其制品对身体是十分有益的。

●多食高钙类食物

女性更年期由于雌激素水平的下降，易导致钙质的流失，从而出现骨质疏松、易骨折等。所以，更年期女性应该多食用钙质丰富的食物，如牛奶及其制品、虾皮、骨头汤、芝麻、大豆及其制品等，以及鱼类、海藻类食物。

这类食物不仅能满足更年期女性对钙质的需求，还有利于缓解更年期骨质增生、烦躁易怒等症状。

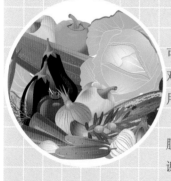

●多食绿叶蔬菜、杂粮及鱼类

绿叶蔬菜中含有丰富的维生素及矿物质，经常食用不仅可以满足人体的需求，还能促进新陈代谢，增强人体免疫力。对体重的维持、心血管病的预防、视力的维护都有很好的作用，是更年期应该多吃的食材。

杂粮中含有丰富的B族维生素和膳食纤维，有助于维持心脏、神经系统功能，维持消化系统及皮肤的健康，参与能量代谢，能增强体力、滋补强身。对人体健康十分有益。

鱼类是一种高蛋白、低脂肪的健康食品，且营养极易消化，非常适合肠胃逐渐减弱的更年期人群。鱼类含有一种只有水生动物才有的不饱和脂肪酸，它能降低胆固醇，对高血脂、冠心病等心血管疾病都有很好的防治作用。同时，还能帮助产生大脑的神经递质，使人注意力集中，思维活跃，能有效防止更年期精力下降、注意力不集中。

●饮食少盐，要清淡

进入更年期后，由于自主神经功能失调，易出现高血压、浮肿、失眠、心悸等症状，因此饮食用盐要尽量控制在3~5克/天。同时，避免食用一些刺激性的食物，如酒、咖啡、浓茶等，它们可加重失眠等不适症状。饮食要以清淡为主，可选择富含B族维生素的食物，如小米、麦片、香菇、瘦肉、牛肉、绿叶蔬菜及水果等，这些食物可维持自主神经功能正常，且有益于消化系统，对头晕、头痛、记忆力减退有积极地防治作用。

日常生活保健

日常生活做好保健是提高更年期人群生活质量的重要内容和有效手段，能为他们老年时期的健康打下坚实的基础。

●劳逸结合

合理安排好日常的生活与工作，做到劳逸结合，生活起居有规律。首先，一定要保证充足的睡眠，每天有8个小时的睡眠时间。若有条件，最好有半小时的午休时间。其次，在工作繁忙的同时也不妨抽空给自己几分钟的小憩，如短暂的闭目养神、眺望远方、活动腰腿等。这样愉快、规律地工作、生活有益长寿健康。

●注意个人卫生

保持个人卫生，每天更换内衣、裤，注意修剪指甲。对于更年期的女性，保持会阴清洁显得尤为重要，因为女性进入更年期之后，由于阴道分泌物减少、酸性环境被改变，抵抗力下降，易受到外界病原微生物的侵袭而引发感染。所以，应该每天用温水清洗外阴，穿棉质、大小适合的内裤。

进入更年期之后皮肤皱纹会增多，而且容易出现干燥、瘙痒等不适，所以要尽量保持皮肤的润洁，特别是皮肤褶皱处的清洁。

●适当的锻炼

适当的身体锻炼可增强机体的活力，加快身体的新陈代谢，能增强食欲，改善和提高消化、呼吸、心血管系统的功能，且有助于改善失眠，减轻更年期症状。

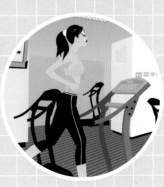

而运动更是被称为更年期的"特效药"，因为运动可促进机体分泌雌激素，并促进机体对其更好的吸收和利用，从而达到预防骨质疏松、延缓衰老等更年期症状的目的。同时，运动还能提高女性的卵巢功能，使体内脂代谢和骨代谢向积极的方向发展。

除此之外，运动还有助于改善更年期的不良情绪，使更年期人群出现的情绪波动、注意力不集中等不良反应都通过运动得到有效的缓解和改善。

●积极避孕

很多人认为，更年期就是绝经期，已经失去生育能力，不会怀孕。这种观念是错误的，因为更年期女性要完全告别月经是一个较长的过程，中间可能会反复。

此时女性的生育能力只是在逐渐减退，并没有完全消失，所以放松警惕后，仍然是有可能怀孕的。但是女性更年期身体状况已大不如前，如果要孕育和分娩下一代是很艰难的，极易出现流产，甚至畸胎。所以，更年期女性积极避孕是十分有必要的。

更年期自测

对于即将或已经步入更年期的女性而言，定期做检查、做好预防工作，不仅能给安全度过更年期打下良好的基础，也是顺利地度过这一人生转折的关键。除了去医院检查外，自己也可以做一些简单的测试，检测你是否进入了更年期。

- ●经常无缘由地情绪低落、抑郁。
- ●眼睛容易疲劳，看书、电视久后，就会感到头昏、眼花。
- ●睡眠比以前减少，早睡早醒、多梦，有时甚至失眠。
- ●喜欢絮絮叨叨，经常无意识地语言重复。
- ●牙齿松动，咬不动较硬的食品。有假牙者要注意保持假牙的清洁卫生。
- ●对食物口味改变，爱吃甜、酸、辣、咸等重口味饮食，说明味觉有减退。
- ●容易感到疲乏。出现腰膝酸软、关节疼痛。
- ●皮肤异常干燥，甚至瘙痒。
- ●性欲减退。
- ●记忆力减退。
- ●学习与工作精力不如前，甚至有力不从心的感觉。

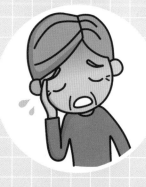

上面的测试中，如果有4点以上为肯定的话，那表明您已进入更年期，可去医院做进一步的检查。40~50岁是更年期治疗的"窗口期"，早发现、早干预，等到真正步入中老年后身体会更健康。

进入更年期并不可怕，可怕的是无意识或者极力否认自己进入更年期，做好必要的保健，更年期的生活还是可以美好度过的！

如何推迟女性进入更年期的时间

很多女性都希望更年期越晚来临越好，最好不要来，因为进入更年期意味着衰老以及各种身体的不适。但是，对于如何推迟更年期的到来，很多人都不太了解，甚至误入歧途，造成身体的伤害。那怎样才能有效推迟更年期来临的时间呢？尽量保证正常的生育和哺乳就不失为一个好办法。

●正常的生育和哺乳

据调查研究表明，女性在30岁之前生育，并且哺乳期较长的女性，往往更年期来得晚。现在的女性越来越独立，大多数都会选择在近30岁之后才开始结婚生育，更有甚者想要免去生育的痛苦，想要"丁克"家庭。

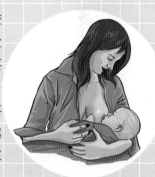

殊不知，女性首次怀孕、首次生育的年龄越大，更年期就会来得越早；而哺乳期越长，排卵就越少，卵巢功能越好，更年期则越晚。所以，为了推迟女性更年期的来临，应该尽量保证正常的生育和哺乳。

●维持正常的体重

现在是一个以瘦为美的社会，很多女性为了维持完美的身材，盲目节食，导致卵巢功能早衰，更年期提前。女性的日常生活中，要注意摄入充足的营养物质，让身体储存一定的脂肪，保持体重在正常范围内，从而保证雌激素的正常分泌。

●远离香烟

研究发现，每天多吸10支烟的女性有40%会提前进入更年期。所以女性一定要远离香烟，除了自己戒烟之外，还要远离吸烟人群。

●勇敢面对更年期

虽然很多人知道"更年期"，但是对它的实质并不了解，导致很多即将或已经进入更年期的女性对此产生了扭曲的认识和想法，而更年期的心理问题多是由于心理包袱过重所导致的。

广大女性在进入更年期之前，首先应适当了解一些更年期的生理和心理知识，特别是能了解更年期可能出现的生理变化与疾病所出现症状的区别，勇敢面对更年期，以减轻不必要的心理负担，对更年期的不适积极地做好防备。

随着生活和工作压力的加重，很多女性都出现了更年期提前。因此女性更应该了解如何推迟更年期的到来，以便远离更年期的困扰。如果出现不适，要及时寻求医生专业的帮助。

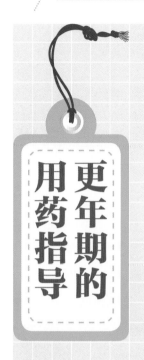

更年期的用药指导

更年期用药原则

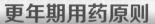

更年期是人生中不可逾越的生理阶段。进入更年期后由于卵巢或睾丸功能逐渐衰退，导致激素水平下降，引起以代谢障碍为主的一系列症候群。当这些症状出现的时候，当如何用药呢？

●对于一些轻微症状一般不需要服药

如脾气火爆、发胖、失眠、免疫力下降等症状，若处在较轻状况时，可通过适当的心理调整及运动来缓解，不需用药。

●必要时一定要在医生指导下适当用药

切忌自行滥用、错用药物。如精神紧张、焦虑不安者可遵医嘱服用适量镇静剂以安定情绪，保证睡眠。对少数症状严重的可遵医嘱适当服用性激素，如己烯雌酚或尼尔雌醇片，或加服甲基睾丸素，服法和剂量均应严格按照医嘱。

●区分因更年期引起的心血管疾病与原发心血管疾病

如高血压病，若以收缩压升高为主的多数是更年期所致，如以舒张压升高或两者同时升高，要请医生检查诊治确定。如原有冠心病、心绞痛的病人出现症状加重或原来没有类似症状而出现较为严重的气短、心律不齐等应及时就医。

●早发现、早治疗

绝经期后如仍有阴道出血或白带中带血并有恶臭等，应及时请医生检查。一般在绝经期后每半年或一年进行一次妇科健康检查，以便对疾病能早发现、早治疗。

更年期精神治疗

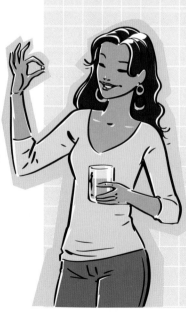

更年期如果出现严重的心理障碍，必要时需要经过医生的心理咨询和心理治疗，使其出现的不正常心理状态得到改善。与此同时，患者还应该注意加强营养及体育锻炼，增强体质，以逐渐适应这一生理变化过程。

中老年人想要顺利度过更年期，应保持自信和开朗。为保证继续参加力所能及的工作和社会活动，应适当进行身体锻炼，如散步、慢跑、打太极拳、舞剑等，以促进周身血液循环，增强各个脏器的功能，防止肥胖、延缓衰老，有益于身心健康，延年益寿。

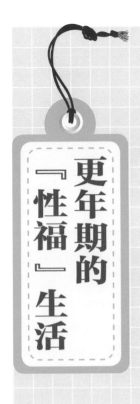

女性更年期并未丧失性功能

更年期的到来会给很多女性的性生活带来困扰，如果不能妥善地解决，甚至会给家庭的稳定带来影响。更年期出现的生理基础，主要由于卵巢功能的退化，导致雌激素的分泌减少，生育功能的丧失。

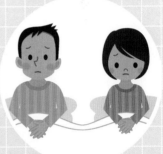

对于更年期发生的生理和心理的变化，女性还不能完全适应，常感到消极悲观，自认为女性丧失了生育能力也就是丧失了性功能，因此对性生活表现得十分冷淡。加上血液中激素水平降低，阴道分泌的润滑液减少，导致阴道壁干燥，性交时会引起疼痛，会进一步地导致女性对性生活的厌恶情绪，甚至从此拒绝性生活。而性生活的次数减少又会使阴道因缺乏刺激而更加干燥，如此恶性循环，以至于她们怀疑自己确实已经丧失了性功能。

其实，更年期女性的月经停止了，只表示生育功能停止了，并不代表着从此就丧失了性生活的能力。而针对女性在更年期性生活出现的不适，可以在医生的指导下得到改善。

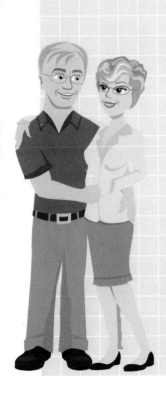

如何缓解更年期性生活不适

绝经女性保持规律、健康的性生活对身体健康、精神愉悦、家庭和睦以及预防泌尿生殖道萎缩等都具有十分重要的意义。而女性出现性生活障碍主要是由于生殖器官退化引起的，是可以进行治疗的。那更年期女性如何缓解性交带来的不适？

●绝经前宜保持规律的性生活

据调查研究表明，绝经前保持有规律性生活的女性，在绝经后仍然可以保持良好的性适应。

●更年期性生活的安排要合理

由于性生活本身就是一种体力消耗。因此，要以双方在性交之后次日不感到疲劳为原则。一般认为，更年期性生活以每周一次为宜，这个频度适合绝大多数人群。

●注重心理交流

更年期夫妻的性生活不一定要以性交满足，夫妻之间的拥抱、接吻、触摸以及语言、心灵上的交流都属于不可忽视的性生活。

●采取必要的医疗手段

如果产生性交不适的原因是由于女性阴道萎缩和过度干燥引起的，可在医生的指导下使用雌激素，以减轻和消除性交痛。此外，雌激素治疗还可以改善女性因激素水平下降引起的性欲下降。

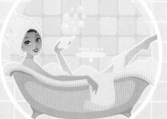

●注意性生活卫生

更年期女性阴道酸碱度下降，抵抗力变弱，容易诱发阴道炎症。所以在性生活前后都要注意卫生，夫妻双方都应该清洗生殖器，避免细菌感染，以保持性生活的健康。

更年期女性性生活的注意事项

更年期女性在性生活上一定要多加以注意，积极采取各种措施来维持正常的性生活。那么，更年期女性的性生活要注意哪些问题呢？

●性生活的时间和频度

这些要根据双方的体质和习惯来定。

●要保持心理上的健康

对坚持正常的性生活要充满信心，要正确看待更年期女性的性生活，不要存有衰败心理。

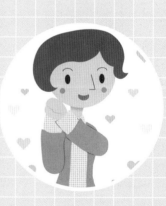

●坚持适度的性生活对身体的健康有益无害

对于身体确实有病的女性不可过度纵欲，根据自己的身体状况量力而行。

●性交的姿势和体位

要根据双方的身体状况，避免对身体造成伤害。

●更年期女性对性生活一定要有充分的准备

女性要在生理和心理都达到充分的兴奋之后再开始，不可过于急躁，否则易导致女性出现性交痛、阴道皲裂、出血情况。

更年期女性性生活一定要注意加强调节，从而维持夫妻的和谐生活，提高女性的身心健康和生活水平质量。如果更年期女性出现严重的性生活障碍，应该尽快找医生寻求帮助，不要感到难为情，更不能忽视这一问题。

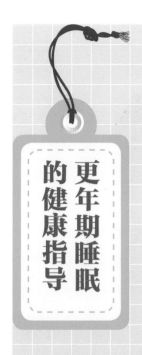

更年期睡眠的健康指导

更年期的睡眠禁忌

充足而舒适的睡眠，对于更年期人群来说是十分有益的。想要睡好觉，睡眠前的准备可是一个都不能少。

●忌睡前吃太饱

人体进入睡眠状态后，机体内的部分器官就会放慢节奏，开始进入休息状态。如果临睡前吃得太饱，那些消化器官，如胃、肠、胰等不仅得不到休息，还会加重它们的负担。而且大脑皮层主管消化系统的功能区也会处于兴奋状态，容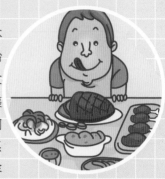易导致进入睡眠之后做噩梦。所以，切忌睡前吃得太饱。

●忌睡前剧烈运动

有很多人认为，睡前做做运动，疲劳之后刚好可以睡觉。但是剧烈运动会增加血液循环速度，促使大脑兴奋，虽然会使人疲劳入睡，但是这样的睡眠效率不高。

可以选择在睡前4~5小时运动，此时运动产生的肌肉疲劳和消耗的体力在晚上仍未完全恢复，可帮助深度睡眠。

●忌睡眠过分激动

人的情绪过分激动，会引起神经中枢系统的兴奋，使人难以入睡，甚至失眠。相信很多人都有这样的经历，对于更年期人群而言，更是家常便饭。

所以睡觉前需尽量避免忧思过虑或者过度兴奋，给睡觉前留一小段时间的思维空当，使情绪逐渐平静下来，这样有利于进入睡眠状态。如果睡觉太过于兴奋难以入眠，可取仰卧位，全身放松，不断将津液咽下，这样有利于快速进入睡眠。

●忌睡前过度用脑

相信很多人都有这样的经历，当临睡前工作和学习太用功之后，就连睡觉做梦也一直在忙碌个不停。所以临睡前尽量做一些轻松的事，以便放松大脑，利于入睡。

●忌开灯而睡

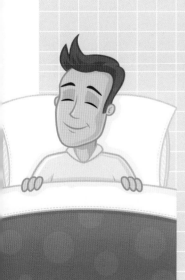

入睡前，如果开着灯睡，透过眼皮还是感到有亮光的，这样

容易使人感到烦躁不安，难以入眠。

●忌蒙头而睡

很多人都有蒙头睡的习惯，这样不仅影响呼吸，还容易通过呼吸道吸进去脏东西，容易引起呼吸道疾病，对身体健康是十分不利的。

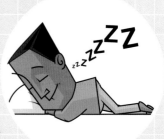

●忌当风而睡

房间要保持空气流通，但不要当风而睡。因为当人体睡熟后，身体对外界环境的适应能力降低，冷空气就会侵入身体，容易引起感冒、风寒等疾病。

●忌俯卧而睡

很多人喜欢俯卧睡姿，但是俯卧位不仅无法保证脊柱处于最放松的生理状态，而且还给关节和肌肉增加了额外的压力，这种额外的压力会刺激相应的运动神经，最终你会觉得一觉醒来不仅不解乏，身体某些部位反而觉得很痛。

睡眠前的准备

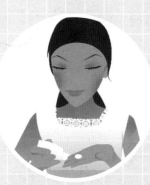

●睡觉前卸妆

带妆睡觉，不仅容易导致毛孔堵塞，还会影响细胞呼吸，容易造成粉刺、痘痘，甚至诱发色斑。

●手机不要放在床头

相信很多人都有睡觉前玩手机的习惯，手机在使用的过程中会产生辐射，能影响神经系统等器官组织的生理功能。所以睡觉前玩手机既不利于睡眠，还会影响人体健康。

●睡觉前卸掉身上的包袱

很多人嫌摘戴项链、手链、手表等麻烦，所以干脆带着它们入眠，戴着这些饰品睡觉容易导致部位性的血液循环不畅。还有些女性有穿内衣睡觉的习惯，但是长时间的胸部束缚会影响乳房的血液循环和淋巴流通，久而久之易引起乳腺癌。

●营造舒适的睡眠环境

床上不要堆放其他物品，这样能保证睡眠的舒适度。枕头一般不宜过高，否则会妨碍呼吸，也不宜过软，否则会使人易醒。

●睡前彻底放松

睡觉前尽量放松自己的身体和心情，这样有利于机体快速进入睡眠状态。其实，睡前泡泡热水脚、听听轻音乐、喝一杯热牛奶等方法，都有利于劳累了一天的你身心的放松。

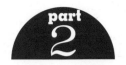

更年期常见症状的饮食调养

更年期有不同的常见症状，包括潮热出汗、抑郁、失眠多梦、心悸、骨质疏松等，这些不同的症状除了能够通过药物控制和心理治疗之外，还可以选择具有不同功效的食物进行饮食调养。

本章主要介绍了更年期常见症状的饮食调养，包括对每种症状的详细介绍、该种症状的饮食调养、菜谱等方面内容。合理的饮食能够逐渐改善更年期身体的不适，帮助患者回归正常的精神状态，重获健康。

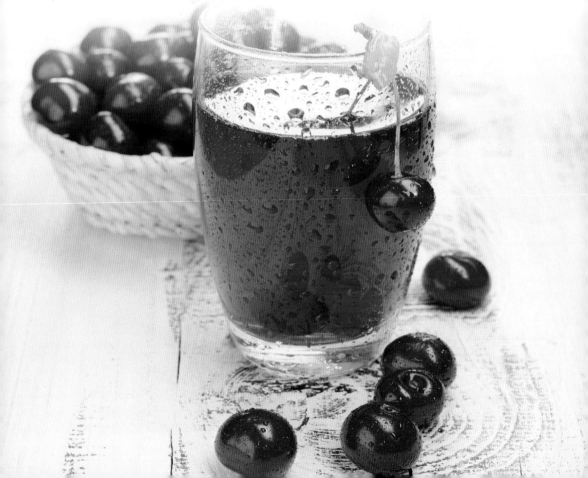

更年期潮热出汗

病症解析

潮热、出汗是更年期最具特征性的表现，是由于血管收缩功能不稳定引起的。潮热起自于前胸，可波及全身。潮热部位有灼热感，皮肤发红，紧接着会爆发性出汗。潮热发作时，轻者只会有短暂的发热感，几乎不引起注意；重者会出现强烈的皮肤灼烧感，皮肤发红、发烫，影响正常的工作和生活。

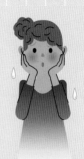

食用注意

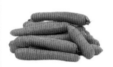

中医认为导致潮热出汗的主要原因是肾阴虚，可以适量多食用一些具有滋阴养巢、养肝补肾、敛阴固汗功效的食物，比如可以适量多吃银耳、莲子、胡萝卜、海参、酸奶、核桃、猪肾、牛骨髓、豇豆、苹果等。忌食辛辣刺激的食物，如辣椒、胡椒、咖喱、香辣酱、沙茶酱、芥末、花椒、茴香等。同时，不宜食用肥厚油腻、煎炸食物，忌吸烟、饮酒、喝浓茶。

蜜饯萝卜

原料： 鲜胡萝卜400克

调料： 蜂蜜200毫升

做法：

①将鲜胡萝卜去皮，然后洗净，切成块，再改切丁。

②锅置火上，往锅中加水煮沸，将胡萝卜丁放入沸水内煮熟，然后捞出，沥干水分。

③再将胡萝卜丁放入炒锅内，加蜂蜜，以小火煮沸，调匀即可；待凉可装瓶存放。

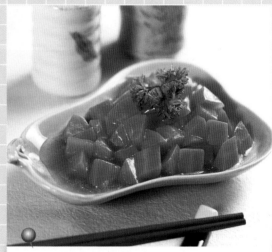

功效：蜂蜜可滋阴润燥；胡萝卜含胡萝卜素等，对身体有益。本品有滋阴、敛汗之效，可缓解更年期潮热出汗。

油菜扒海参

原料： 水发海参300克，油菜100克

调料： 高汤、植物油、淀粉、糖、酱油、盐各适量

做法：

①海参洗净，剖开，倒入锅中，加高汤煮至熟，捞出，摆盘；油菜洗净。

②往锅中入注入适量的清水，大火烧开，将油菜焯熟后，捞出，沥干水分，装入盘中。

③锅中烧油，放入备好的糖、酱油、盐、高汤、淀粉，烹制成汁，淋在盘中即可。

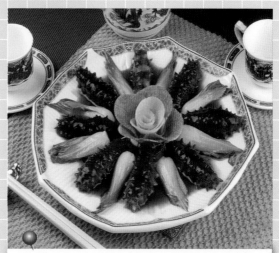

功效： 油菜是中老年人和身弱体虚者的食用佳品；海参有滋阴、补血、润燥之效。本品可有效缓解更年期潮热出汗。

莲子百合干贝煲瘦肉

原料： 猪瘦肉300克，莲子、百合、干贝各适量

调料： 盐、鸡精各适量

做法：

①将猪瘦肉洗净，切块；莲子洗净，去芯；百合洗净；干贝洗净，切丁。

②将猪瘦肉放入沸水中，氽去血水，然后捞出，洗净，备用。

③往锅中注水，烧沸，放入瘦肉、莲子、百合、干贝慢炖2小时。

④最后再加入盐和鸡精调味，搅拌均匀即可。

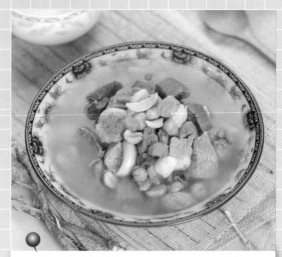

功效： 百合有滋阴、宁神之效，适合更年期女性食用；莲子可养心安神。本品有缓解更年期潮热出汗、焦虑的功效。

枸杞桂圆银耳汤

原料：枸杞根500克，银耳50克，枸杞20克，桂圆10克

调料：姜1片，盐5克，植物油适量

做法：

①银耳泡发，洗净，煮5分钟，捞出，沥干水分，备用；桂圆、枸杞分别洗净，备用。

②锅中下油，爆香姜片，银耳略炒后盛出。

③在另一锅中加适量水，大火煲滚，放入枸杞根、桂圆、枸杞、银耳、姜再煲滚，文火煲1小时，最后下盐调味即可。

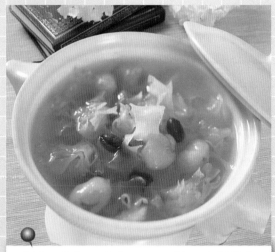

功效：枸杞可养肝明目；桂圆有滋阴润补之效；银耳滋阴养颜。本品对缓解更年期潮热出汗的症状有良好的作用。

旱莲草猪肝汤

原料：旱莲草5克，猪肝300克

调料：盐1小匙，葱1根

做法：

①将旱莲草入锅，加4碗水以大火煮开，转小火续煮10分钟；猪肝用清水冲净，切片。

②只取汤汁，转小火待汤再沸，放入猪肝片，大火煲煮至汤开。

③汤煮开后即加适量的盐调味，搅拌均匀，熄火。

④葱洗净，切丝，最后将葱丝撒在汤面上即可。

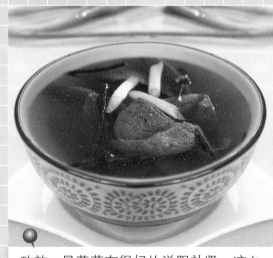

功效：旱莲草有很好的滋阴补肾、凉血止血之效；猪肝可增强人体免疫力。本品能够缓解更年期潮热、出汗的症状。

核桃冰糖炖梨

原料： 核桃仁30克，梨150克

调料： 冰糖30克

做法：

①将梨洗净，去皮，去核，切小块；核桃仁洗净。

②将备好的梨块、核桃仁一起放入砂煲中，往砂煲中加入适量的清水，用大火煮沸。

③大火煮沸后转小火煲30分钟。

④最后加入适量的冰糖调味，煮至冰糖溶化即可。

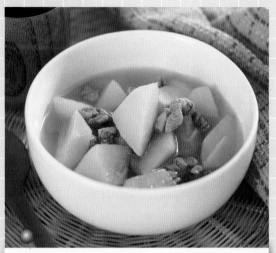

功效： 冰糖可补中益气、养阴生津；核桃是温补肺肾的滋补食品和良药。本品能够很好地帮助防治更年期潮热出汗。

浮小麦黑豆茶

原料： 黑豆、浮小麦各30克，莲子、黑枣各7枚

调料： 冰糖少许

做法：

①将黑豆、浮小麦、莲子、黑枣均洗净，黑豆、莲子分别泡发，备用。

②将以上材料一起放入锅中，加水1000毫升，大火煮开，再转小火煲至熟烂。

③最后调入冰糖，搅拌溶化即可，代茶饮用。

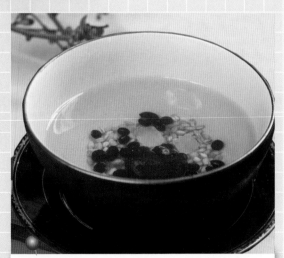

功效： 黑豆可滋补肝肾，对肝肾亏虚引起的潮热出汗有良好功效。本品对于更年期的盗汗、自汗均有改善的作用。

更年期失眠多梦

病症解析

失眠多梦表现为睡眠浅、易做梦，睡眠质量低，睡醒后仍觉疲乏，白天疲惫、嗜睡，晚上兴奋难眠。更年期出现的失眠多梦多是由于肾阴不足，而心、肾从中医来讲是相通的，由此导致心肾不交，以致心神不宁、失眠多梦。另外，心脾两虚，阴虚血少，导致"心神失藏，血不养心"也是更年期失眠的重要原因。

食用注意

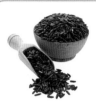

对于心肾不交引起的更年期失眠可以适量食用黑芝麻、黑米、黑豆、板栗、海参、猪肚等，如果是心脾两虚所致的失眠多梦则要适量多吃一些具有滋阴养血、补心安神作用的食物，如莲子、桂圆肉、山药、乌鸡、蜂蜜、小米、牛奶、香蕉等。尤其要注意，忌食辛辣刺激性食物，如胡椒、辣椒、芥末、辣椒酱、豆瓣酱等；忌烟酒、咖啡、浓茶等。

糖醋藕片

原料： 莲藕2节，白芝麻8克

调料： 果糖6克，白醋20毫升，盐适量

做法：

①将莲藕削皮，洗净，切成薄片，浸入淡盐水中，备用。

②往锅内注入适量的清水，大火烧开，放入藕片焯烫，并滴进几滴醋同煮，煮熟后捞起，沥干水分。

③将藕片加适量的醋、盐、果糖搅拌均匀。

④最后再撒上白芝麻即可。

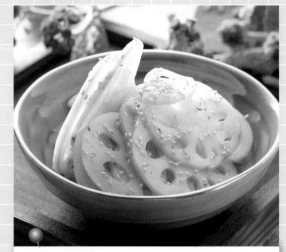

功效： 莲藕的含糖量不算很高，又含有维生素C等，可补虚、滋养身体。更年期患者食用本品能辅助改善失眠多梦。

红枣桂圆莲子粥

原料： 莲子20克，桂圆肉10克，红枣3枚，糯米60克

调料： 冰糖末适量

做法：

①莲子洗净，去芯，备用；桂圆肉洗净，备用；红枣洗净，去核，备用；糯米淘洗净，备用。

②锅内放入莲子、桂圆肉、红枣、糯米，再注入清水适量，大火烧沸。

③大火烧沸后再改用小火煮30分钟左右。

④最后再加入适量的冰糖末调味，拌匀即可。

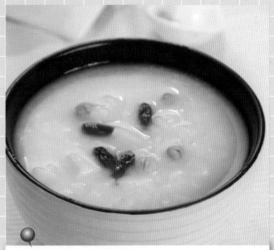

功效：莲子芯有清心安神之效；红枣具有补血、帮助睡眠的作用。本品适用于更年期思虑过度引起的失眠多梦。

山药益智仁扁豆粥

原料： 山药30克，扁豆15克，大米100克，益智仁10克

调料： 冰糖10克

做法：

①大米、益智仁均泡发洗净；扁豆洗净，切小段；山药去皮，洗净，切块，备用。

②锅置火上，往锅中注入适量清水，然后放入大米、山药、益智仁，用大火煮至米粒开花。

③再放入扁豆，改用小火煮至粥成。

④最后再放入冰糖，煮至溶化，稍凉即可食用。

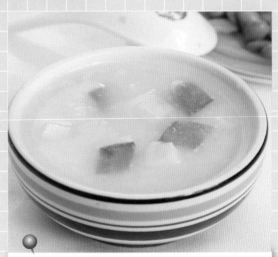

功效：山药是虚弱、疲劳或病愈者恢复体力的最佳食品，有补虚和强身健体之效。本品可辅助改善更年期失眠多梦。

桂圆玄参粥

原料： 玄参5克，桂圆肉20克，糯米110克

调料： 白糖8克

做法：

①玄参洗净；桂圆肉洗净；糯米洗净，泡发2小时左右，捞出，沥干水分，备用。

②锅置火上，往锅中注水后，放入糯米、玄参用大火煮至米粒开花。

③放入桂圆肉，用小火熬至粥成，可闻见香味。

④最后放入白糖调味即可。

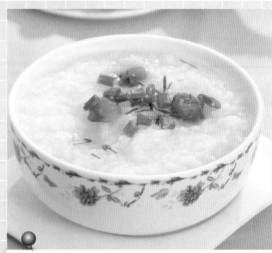

功效： 桂圆肉有补益心脾、养血宁神的功效；玄参有宁心养神之效。本品能改善更年期失眠多梦、难以入眠等症。

香蕉松仁双米粥

原料： 香蕉30克，松仁10克，低脂牛奶30克，糙米、糯米各50克，胡萝卜丁、豌豆各20克

调料： 红糖6克，葱花少许

做法：

①糙米、糯米均洗净，分别浸泡，备用；香蕉去皮，切片；松仁洗净。

②锅置火上，注入适量清水，放糙米、糯米、豌豆、胡萝卜丁煮至米粒开花后，加入香蕉、松仁同煮。

③再加入牛奶煮至粥成，调入红糖煮至入味，最后撒上葱花即可。

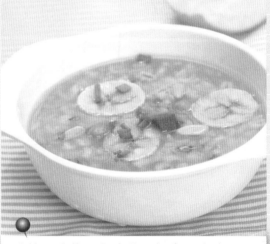

功效： 香蕉具有清热、解毒、生津以及稳定血压之效。更年期因高血压所致的失眠多梦者食用本品可改善症状。

桂圆黑枣炖乌鸡

原料: 乌鸡350克,桂圆肉20克,黑枣15克

调料: 盐、鸡精各3克,生姜10克

做法:

①乌鸡洗净,切成小块;黑枣洗净,备用;生姜去皮,洗净,切片。

②将乌鸡块放入沸水中,汆去血水,捞出,再与桂圆肉、黑枣、生姜片一起入锅,加水炖1小时左右。

③最后再下入盐和鸡精调味,搅拌均匀即可。

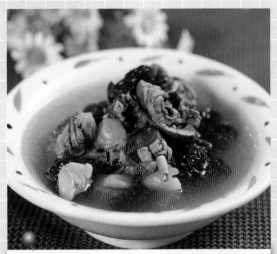

功效:本品有补中止痛、滋补肝肾、益气补血、滋阴清热的功效,本品对于心脾两虚所致的失眠多梦有一定的作用。

牛奶煲木瓜

原料: 木瓜200克,牛奶300毫升

调料: 蜂蜜少许

做法:

①将木瓜削皮,去籽,洗净后,切成大块。

②锅置火上,将牛奶倒入砂锅内,大火煮开。

③待牛奶煮开后,再加入备好的木瓜块,煮至熟。

④待牛奶冷却后加入少许蜂蜜,搅拌均匀即可食用。

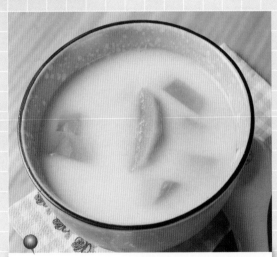

功效:睡前饮用牛奶有帮助入眠之效;木瓜能理脾和胃、平肝舒筋。本品适合更年期失眠多梦者食用。

更年期心情烦闷

病症解析

更年期是机体由盛逐渐转衰的一个过渡时期，从中医角度来说，其辨证分型可以分为很多种，而导致心情烦闷，主要是因为肾气虚弱，导致肾水不能平衡肝火，继而出现肝火损耗肝阴，由此出现肝肾阴虚的更年期症状。其主要表现为头晕眼花、目干、容易疲劳、烦躁易怒、口燥咽干等。

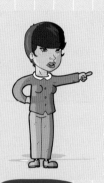

食用注意

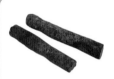

对于肝肾阴虚型的更年期，饮食上主要以补肝益肾、清热滋阴、宁心安神为主，可以适量多食用猪腰、芝麻、豇豆、粟米、淡菜、鲈鱼、海参、核桃、干贝、山药、梨、菠萝、银耳等。忌食辛辣刺激性食物，如辣椒、胡椒、茴香、酱白菜、芥末、咖喱等；忌食燥热性食物，如荔枝、榴莲、烧烤等。

凉拌豇豆

原料：豇豆段400克，胡萝卜1根
调料：盐、鸡精各3克，蒜蓉、香油各适量

做法：

①将豇豆段洗净，放入沸水锅中，余至熟，捞出，沥干水分，备用；胡萝卜焯水至熟，捞出，沥干水分。

②炒锅注入适量香油，烧热，下入蒜蓉爆香，起锅倒在装有豇豆和胡萝卜的盘中。

③再加入适量香油、盐和鸡精搅拌均匀即可。

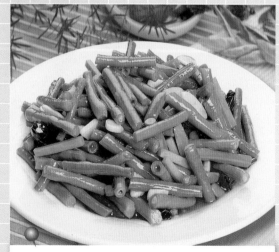

功效：豇豆具有益气健脾、安养精神的作用，经常适量食用本品可以减轻更年期心情烦躁、郁闷的症状。

炒腰片

原料： 猪腰1个，黑木耳10克，荷兰豆、胡萝卜各50克

调料： 盐4克，食用油适量

做法：

①猪腰处理好，改刀切片，再泡去血水，氽水，备用。

②黑木耳泡发，洗净，切片；荷兰豆洗净，沥干水分，备用；胡萝卜削皮，洗净，切片。

③锅置火上，往锅中注油，下木耳、荷兰豆、胡萝卜、腰片炒香，最后加盐调味，炒熟即可。

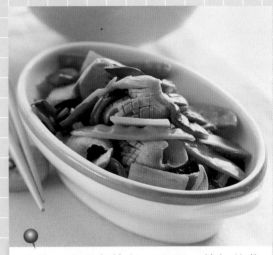

功效：猪腰有补肾、强腰、益气的作用。本品对于肝肾阴虚型的更年期心情烦躁、易疲劳有一定的缓解作用。

银耳莲子甜汤

原料： 银耳100克，莲子20克，芡实30克，红枣6枚，鲜山药100克

调料： 冰糖适量

做法：

①银耳洗净，泡发，备用；芡实和莲子分别洗净，备用。

②红枣洗净，用刀划几个口；山药洗净，去皮，切成块。

③将银耳、莲子、芡实、红枣同时入锅，加水适量，煮约20分钟，待莲子、银耳煮软，将准备好的山药放入一起煮熟。

④最后加入冰糖调味即可。

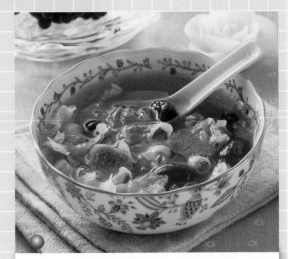

功效：银耳有补脾开胃、益气清肠、安眠健胃、润燥之效；莲子可安神宁心。本品可缓解更年期心情烦闷的症状。

菠萝甜汤

原料：菠萝250克

调料：白糖适量

做法：

①将菠萝去皮，洗净，切成大块，再改切成小块。

②锅中注入适量清水，大火烧开，放入菠萝块，煮沸。

③最后再调入适量的白糖，搅拌均匀即可。

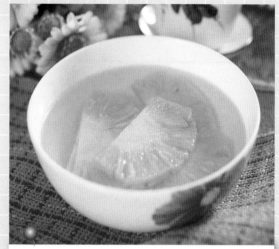

功效：菠萝有解暑止渴、清热滋阴之功效，是医食兼优的佳果，更年期心情烦闷和情绪低落者食用本品能改善症状。

黑芝麻蜂蜜粥

原料：黑芝麻20克，大米80克

调料：白糖3克，蜂蜜适量

做法：

①大米泡发，洗净，沥干水分，备用；黑芝麻洗净，沥干水分。

②锅置火上，往锅中倒入适量的清水，放入大米煮开。

③加入备好的蜂蜜、黑芝麻一同煮至浓稠状。

④最后再调入少许白糖调味，搅拌均匀即可。

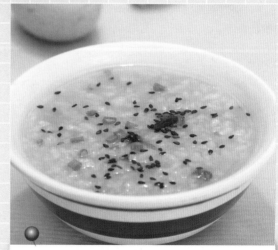

功效：本品尤其适合更年期肝肾阴虚型的人食用，有增进食欲、补肝益肾的良好作用，且能改善更年期的心情烦闷。

柏子仁大米羹

原料： 柏子仁适量，大米80克

调料： 盐适量

做法：

①大米泡发，洗净，沥干水分，备用；柏子仁洗净，沥干水分。

②锅置火上，往锅中倒入适量的清水，然后放入大米，以大火煮至米粒开花。

③加入柏子仁，以小火慢煮，至米羹呈浓稠状。

④最后调入盐拌匀即可。

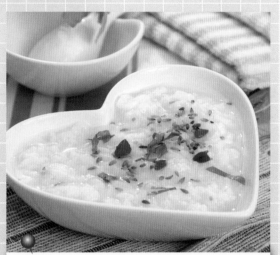

功效： 柏子仁有养心安神之效，对心血不足引起的失眠心悸、心情烦闷等有一定的缓解作用。本品有滋阴清心的功效。

奶酪香蕉羹

原料： 奶酪20克，熟鸡蛋1个，香蕉1根，胡萝卜45克，牛奶180毫升

调料： 白糖3克

做法：

①将洗净的胡萝卜切成粒；香蕉去皮，剁成泥状，备用；熟鸡蛋取蛋黄，压碎。

②往汤锅中注水烧热，倒入胡萝卜煮熟，捞出剁末。

③往汤锅中注水烧热，加入奶酪、牛奶煮沸，倒入香蕉泥、胡萝卜、鸡蛋黄拌匀。

④加入白糖调味，最后盛出煮好的汤羹即可。

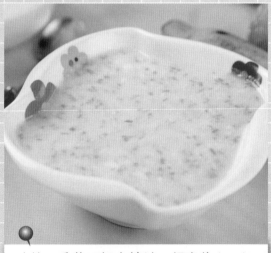

功效： 香蕉可振奋精神、提高信心，还可帮助大脑制造血清素，缓解烦躁的情绪。本品可使人保持心情愉悦。

更年期抑郁

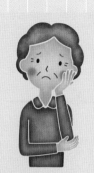

更年期抑郁临床上较多发生在女性身上，它属于一种发生在更年期的常见精神障碍，患者在心理方面常表现出焦虑不安、紧张惶恐、情绪低落、悲观失望，甚至还会有自伤、自杀行为。更年期抑郁在中医属于"郁症"，常见的是肝郁气滞所致的抑郁，可通过行气活血、开窍醒脑、养心安神、活血化瘀等来改善症状。

食用注意

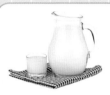

饮食上要注意平衡搭配，适量食用蛋白质类食品，如牛奶、豆浆、蛋以及新鲜蔬菜瓜果，每日补充含钙量较丰富的食品，有利于稳定情绪，也可以吃些富含雌激素的食物，有健脾益气、养血安神功效的食物也可以适量多食用，比如瘦肉、鸡鸭血、动物肝脏、桂圆、糯米等。忌食辛辣刺激性食物，如香辣酱、沙茶酱等，同时忌食过咸的食物，如咸鱼、腊肉、腌菜等。

糯米红枣

原料： 红枣300克，糯米粉50克

调料： 冰糖适量

做法：

①将红枣洗净，泡发好，然后去核，备用。

②糯米粉加水搅拌均匀，再将其捏成小团，塞入红枣中。

③将红枣放入锅中，加入冰糖和适量水，上笼蒸至熟即可。

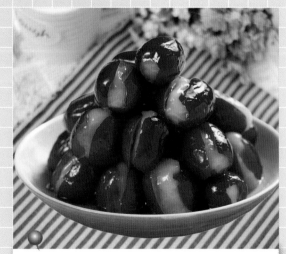

功效：红枣是滋补养神的佳品，糯米可补虚养胃。本品对于胃虚食少、心悸抑郁等更年期症状都有一定的改善作用。

蛋黄酱拌菠菜

原料： 菠菜200克，蛋黄酱10克，熟芝麻少许

调料： 盐3克，鸡粉2克，老抽、食用油各适量

做法：

①洗净的菠菜去根，切成段。

②往锅中注入适量清水，大火烧开，放入食用油、菠菜煮熟后捞出，倒入碗中，再放入少许盐、鸡粉、老抽拌匀调味。

③将拌好的菠菜摆入盘中，撒上熟芝麻，挤上蛋黄酱即可。

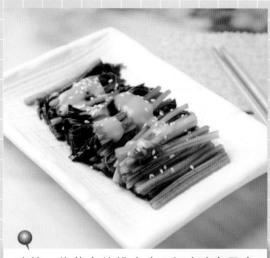

功效： 菠菜中的维生素C和叶酸含量丰富，可使人体抵抗力增强。本品可使人精神愉悦，减轻抑郁症状。

节瓜炒肉丝

原料： 节瓜300克，猪瘦肉100克，胡萝卜1个

调料： 盐3克，鸡精2克，淀粉、食用油各适量

做法：

①节瓜去皮洗净，切丝；猪瘦肉洗净，切丝；胡萝卜洗净，切丝。

②将节瓜丝稍焯，捞出，沥干水分；肉丝加淀粉稍腌。

③锅上火加油烧热，下入猪瘦肉丝滑开，加入节瓜丝、胡萝卜丝和盐、鸡精炒至入味即可。

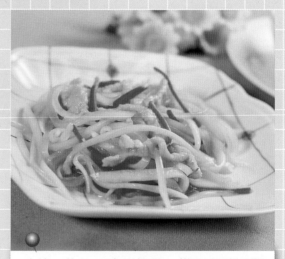

功效： 节瓜可清热解暑，搭配肉丝，能促进营养的均衡，常食用可帮助稳定情绪，对更年期抑郁有一定的改善作用。

桂圆山药红枣汤

原料：桂圆肉100克，鲜山药150克，红枣6枚

调料：冰糖适量

做法：

①将山药削皮、洗净，切小块；红枣洗净，沥干水分。

②往锅中加水煮开，加入山药煮沸，再下红枣。

③待山药熟透、红枣松软，将桂圆肉剥散加入，待桂圆的香甜味渗入汤中即可熄火，可酌加冰糖提味。

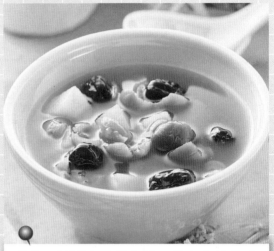

功效：桂圆有补益心脾、养血宁神的功效，可帮助更年期抑郁患者稳定情绪。本品有良好的改善更年期抑郁的作用。

百合莲子排骨汤

原料：排骨500克，莲子、百合各50克，枸杞少许

调料：米酒少许，盐、味精各适量

做法：

①将排骨洗净，斩块，放入沸水中汆烫一下，去掉血水，捞出，备用。

②将莲子和百合一起洗净，莲子去芯，百合瓣成瓣，备用。

③将所有的材料一同放入锅中炖煮至排骨完全熟烂。

④最后起锅前加入盐、味精、料酒及洗净的枸杞，稍煮即可。

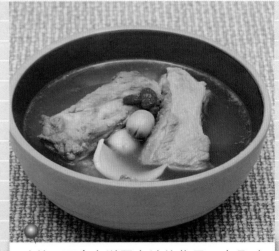

功效：百合有滋阴宁神的作用。本品对于更年期抑郁或烦躁不安、心悸心慌、失眠多梦有一定的改善作用。

酸枣仁莲子茶

原料： 干莲子1/2杯，酸枣仁10克

调料： 冰糖2大匙

做法：

①将干莲子用水泡10分钟，酸枣仁放入棉布袋内备用。

②将莲子沥干水分，然后放入锅中，再放入酸枣仁，加入800毫升左右的清水，以大火煮沸，再转小火续煮20分钟，关火。

③最后加入冰糖搅拌至溶化，滤取茶汁即可。

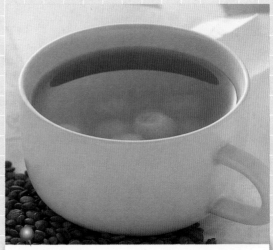

功效： 莲子有养神安心之效；酸枣仁有安神的作用。本品特别适合因情绪烦躁导致抑郁、失眠的更年期女性饮用。

原味提拉米苏

原料： 蛋黄50克，吉利丁片2片，奶酪400克，黄奶油400克

调料： 白糖80克

做法：

①吉利丁片泡软，备用。

②锅置火上，倒入水、白糖拌匀煮化，倒入黄奶油、奶酪煮化，倒入蛋黄搅匀。

③用保鲜膜将模具底部包好，倒入煮好的材料，冷冻2小时。

④取出成品，去除保鲜膜，脱模切成块，装入盘中即可。

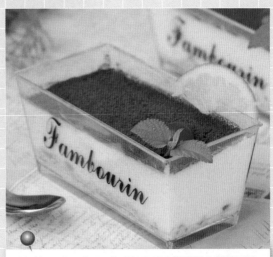

功效： 奶酪具有增强免疫力、养颜护肤、养阴补虚等功效。本品能调节心情，有效改善更年期抑郁。

更年期记忆力减退

病症解析

更年期出现的记忆力减退是一种常见现象，出现这种现象的主要原因是人们到了一定年龄阶段即更年期时，机体的功能代谢都会有所变缓、降低，从而出现脑部萎缩、老化的现象。另外，失眠、用脑过度及烦躁、焦虑等不良情绪也会导致记忆力减退，因为不良情绪会影响我们的思维，所以会导致记忆力减退。

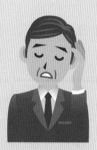

食用注意

中医认为更年期记忆力减退是心脾两虚或心血不足等所引起的，所以在日常饮食中应该要适量多食用一些具有补益心脾、益气生血作用的食物，比如鸡蛋、牛奶、猪瘦肉、大豆、花生、核桃、鱼肉、猪腰、胡萝卜、小米、紫菜、龙眼、山药、莲子、生姜等。忌食辛辣刺激性食物，如辣椒、胡椒、豆瓣酱、辣椒酱、芥末、花椒等；忌食油炸类食物，如油条、炸鸡等；不宜吸烟、饮酒。

土豆球蒸蛋

原料： 鸡蛋、土豆、香菇、玉米粒、香菜各适量

调料： 盐3克，香油适量

做法：

①将鸡蛋打散，加入适量水、盐拌匀；香菇洗净，切碎。

②将土豆蒸熟后碾碎，加入玉米粒、香菇碎、香油、盐、蛋液拌匀，搓成丸子。

③将剩余蛋液装盘，上笼蒸5分钟后取出，将丸子放在凝固的蛋液上，入锅再蒸10分钟，撒入香菜末即可。

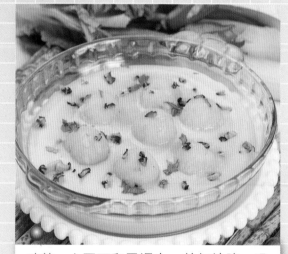

功效：土豆可和胃调中、益气健脾、强身益肾，适合更年期心脾两虚所致的记忆力减退者食用，可帮助减轻症状。

桂圆花生汤

原料： 桂圆10枚，生花生20克

调料： 白糖适量

做法：

①将桂圆去壳，取肉，备用。

②生花生洗净，放入冷水中浸泡20分钟，然后捞起，沥干，备用。

③锅置火上，往锅中加入适量的清水，将桂圆肉与花生一起放入锅中，煮30分钟左右。

④最后再加入适量的白糖调味，搅拌均匀即可。

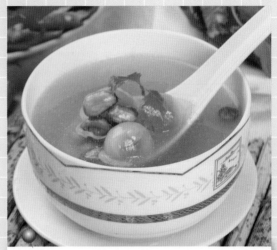

功效：花生有滋养保健、提高记忆力之功效。本品对更年期出现的记忆力衰退、贫血均有一定食疗作用。

核桃沙参汤

原料： 核桃仁50克，沙参20克，生姜4片

调料： 红糖5克

做法：

①将核桃仁冲洗干净，备用；沙参洗净，沥干水分。

②砂锅置火上，往锅内放入核桃仁、沙参和姜片，注入适量的清水。

③先用大火煮沸，煮沸后再转用小火煮40分钟。

④最后加入红糖，搅匀即可。

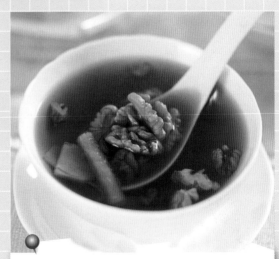

功效：核桃有补脑益智的功效。本品对于更年期女性肾虚腰痛、骨质疏松、记忆力减退、失眠健忘等有改善的作用。

玉米须瘦肉汤

原料： 猪瘦肉400克，玉米须、蜜枣、白蘑菇各适量

调料： 盐、味精各适量

做法：

① 将猪瘦肉洗净，切块，氽水，捞出，沥干水分，备用；玉米须、蜜枣洗净，浸泡；蘑菇洗净，切段，备用。

② 往锅中注水烧开，放入猪瘦肉、蜜枣以及白蘑菇，大火煮开后用小火慢炖，2小时后放入玉米须炖煮5分钟左右。

③ 最后加盐和少许味精调味即可。

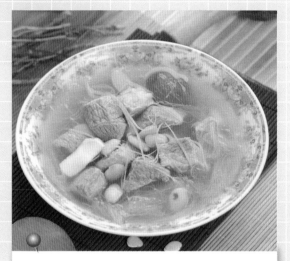

功效： 玉米须能够帮助改善肾功能，增强免疫力。本品营养丰富，尤其适合更年期记忆力衰退的人食用。

莲子补骨脂猪腰汤

原料： 补骨脂50克，猪腰1个，莲子、核桃各40克

调料： 盐2克，姜适量

做法：

① 将补骨脂、莲子、核桃分别洗净，浸泡，备用；猪腰剖开，除去白色筋膜，加盐反复揉洗，以水冲净；姜洗净，去皮，切片。

② 将所有材料放入砂煲中，注入适量的清水，用大火煲沸后转小火煲煮2小时。

③ 最后加入适量的盐调味，搅拌均匀即可。

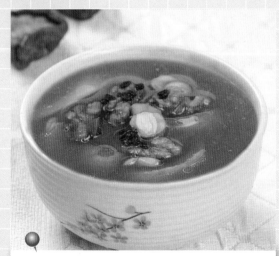

功效： 本品对更年期引起的肝脏虚弱有一定疗效，还能帮助改善记忆力减退，特别适合更年期记忆力减退者食用。

牛奶银耳粥

原料： 糯米80克，银耳50克，牛奶50毫升，玉米10克

调料： 白糖5克，葱少许

做法：

①银耳泡发，洗净，沥干水分；糯米洗净，沥干；玉米洗净；葱洗净，切花，备用。

②锅置火上，注入清水，放入糯米，煮至米粒开花后，放入银耳、玉米。

③用小火煮至粥呈浓稠状时，倒入牛奶稍煮。

④最后调入白糖搅拌均匀，再撒上葱花即可。

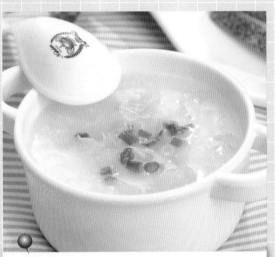

功效：银耳有滋阴、补虚的功效，经常食用能够补益心脾、益气生血，本品对更年期出现的记忆力减退有缓解作用。

黄豆豆浆

原料： 黄豆75克

调料： 白糖适量

做法：

①黄豆加清水浸泡6~10小时，洗净，备用。

②将泡好的黄豆全部装入豆浆机中，加入适量的清水，将其搅打成豆浆，煮熟。

③将煮好的豆浆过滤，最后加入白糖调匀即可。

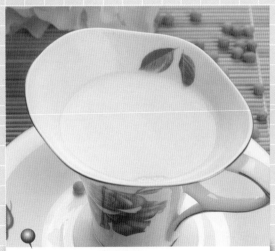

功效：黄豆含蛋白质、钙、锌、铁等成分，有增强记忆力的作用。更年期记忆力减退者饮用豆浆对改善症状有益。

更年期疲劳

病症解析

进入更年期以后，大部分人都会出现疲劳症状，明显感觉到体力大不如前。更年期疲劳的出现通常是伴随着老年化的，这是因为身体开始逐渐趋于老龄化，再有以往身体体力透支，一些后遗症便开始出现。最常见的表现是全身疲乏无力，肌肉骨骼酸楚疼痛，倦怠懒言。同时，精神紧张、工作劳累也是引起更年期疲劳的原因。

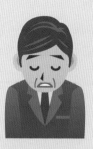

食用注意

更年期疲劳除了能够通过一些生活上的保健来调节之外，也可以通过合理的饮食来改善症状。可以适量食用一些具有滋阴补虚、养肝补肾的食物，如黑米、黑豆、鸡肉、虾、鹌鹑肉等，也可以经常多食用新鲜的蔬菜和水果，以补充人体足够的水分和维生素，帮助抗衰老，还可适量多煲一些滋补汤饮，以强身养生，增强人体的免疫力，辅助抗疲劳。

猕猴桃炒肉丝

原料： 猕猴桃2个，猪瘦肉200克

调料： 盐4克，鸡精3克，食用油适量

做法：

①猕猴桃去皮，切成丝；猪瘦肉洗净，切成丝。

②锅中下油烧热，下入猪瘦肉丝炒至变色。

③再加入猕猴桃丝稍炒。

④最后加入适量的盐、鸡精翻炒均匀即可。

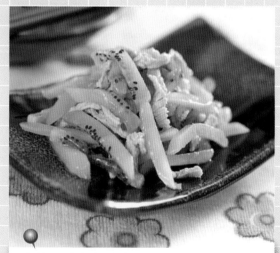

功效：猕猴桃中含有的血清促进素可稳定情绪、镇静心情。本品对帮助更年期疲劳者走出情绪低谷和压力状态有益。

黑豆益母草瘦肉汤

原料： 猪瘦肉250克，黑豆50克，益母草20克，枸杞10克

调料： 盐、味精各5克

做法：

①将猪瘦肉洗净，切件，汆水；黑豆洗净，浸泡；益母草、枸杞均洗净。

②将瘦肉、黑豆放入锅中，加入适量的清水，大火煮开，转小火慢炖2小时。

③放入益母草、枸杞稍炖，最后调入盐和鸡精即可。

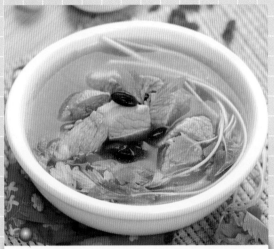

功效：瘦肉营养丰富，能够补虚、消除疲劳。本品具有养神补虚之效，对改善更年期疲劳有一定的作用。

猴头鸡块汤

原料： 鸡1只，猴头菇250克，黄芪20克

调料： 盐、味精、香油各适量，姜片适量

做法：

①将鸡剁块，洗净，汆水，捞出；猴头菇洗净，切片。

②往锅中注水，放入鸡肉块、黄芪、姜片、盐，用大火烧沸，撇去浮沫，改用小火煮约1小时。

③再加入猴头菇，用小火炖煮30分钟。

④最后加入味精调味，滴入香油拌匀，盛入碗中即可。

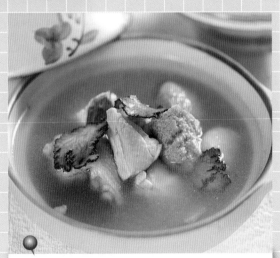

功效：猴头菇有益气养血之效。本品对于头昏、体倦、疲劳都有一定的食疗作用，尤其适合更年期疲劳的人食用。

香菇黑米粥

原料： 香菇30克，黑米150克

调料： 盐适量

做法：

①将香菇洗净，沥干水分，切成小片，备用。

②将黑米洗净，浸泡后捞出，沥干水分，备用。

③将备好的黑米放入锅中，锅内加水适量，将黑米熬煮成粥。

④在黑米粥中放入香菇，煮至香菇完全熟透。

⑤最后再加盐调味即可。

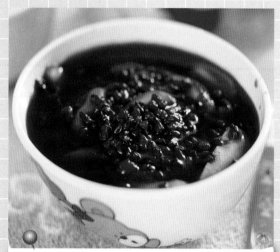

功效：香菇有补肝肾、健脾胃、益智安神、美容养颜之功效。本品对于肝肾亏虚所致的更年期疲劳有一定的改善作用。

香甜苹果粥

原料： 大米100克，苹果30克，玉米粒20克

调料： 冰糖5克，葱花少许

做法：

①大米淘洗干净，用清水浸泡，捞出，沥干水分，备用。

②苹果洗净，然后切块，备用；玉米粒洗净。

③锅置火上，放入大米，加适量清水煮至八成熟。

④放入苹果、玉米粒煮至米烂，放入冰糖熬至溶化调匀，最后撒上葱花便可。

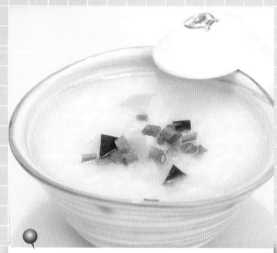

功效：苹果有安眠养神、益心气的功效。本品在消除疲劳的同时，还能增强记忆力，适合更年期疲劳的人常食用。

柑橘山楂糖水

原料： 甘蔗80克，山楂30克，柑橘1个

调料： 白糖适量

做法：

①甘蔗去皮，斩成段；山楂浸泡；柑橘去皮，掰小瓣。

②往锅中加水，放处理好的山楂、甘蔗轻搅。

③上盖烧开，转小火煮15分钟，至锅中材料入味。

④放入柑橘、白糖，搅拌均匀。

⑤将锅中材料煮至沸腾即可。

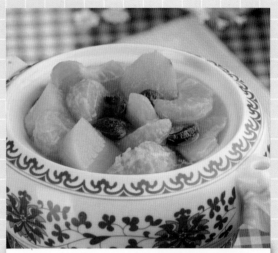

功效： 山楂有行气祛瘀的作用；柑橘有顺气、疏肝理气之效。本品对于肝气不顺所致的更年期疲劳有改善的作用。

柳橙西瓜奶

原料： 西瓜60克，柳橙40克，苹果50克，杏仁粉24克，脱脂鲜奶120毫升，洋菜粉8克

调料： 白糖2克

做法：

①将杏仁粉倒入沸水锅搅匀，再沸时加洋菜粉煮成黏糊状，倒入磨具中制成杏仁豆腐。

②倒出切小块；柳橙去皮，切丁；西瓜去皮，切丁；苹果去皮，切丁。

③将所有食材入碗，加入脱脂鲜奶和适量白糖搅匀即可。

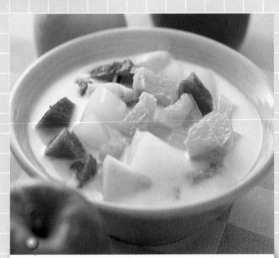

功效： 柳橙能够帮助身体补充维生素等营养素，还能促进食欲。本品水分丰富，适量食用能够健脾养胃，消除疲劳。

更年期头晕头痛

病症解析

更年期头痛是更年期自主神经功能失调导致的，一般伴随着心悸、出汗、失眠出现，女性可能还会出现乳房胀痛。头痛有因压力过大、劳累导致的，也有和情绪、体质有关的偏头痛。更年期的头痛也可能是因为肩颈部的酸痛或眼睛酸痛所致。头晕则常出现在50岁左右的女性身上，大多是因为更年期激素分泌失调导致的。

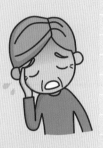

食用注意

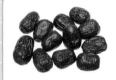

更年期的头晕头痛除了可以在生活和情绪上加以调节缓解之外，还需要饮食上的合理调养，可以常常食用一些具有宁心安神、提神醒脑等作用的食物，比如莲子、红枣、苹果、猕猴桃、柳橙、南瓜、枸杞等，也可以常常食用一些具有补气血、理气止痛等作用的食物，比如木耳、山楂、芹菜、海带、红米等。忌食刺激性食物，如芥末、胡椒等，不宜吸烟、饮酒。

木耳炒蛋

原料： 水发黑木耳200克，鸡蛋2个

调料： 盐2克，白糖2克，味精1克，生抽、食用油各适量，葱2根

做法：

①将黑木耳洗净；葱洗净，切条；鸡蛋打匀成蛋液。

②热锅注油，将鸡蛋液放入炒散，加入葱条、木耳炒熟。

③往锅内调入盐、白糖、生抽、味精，炒匀即可食用。

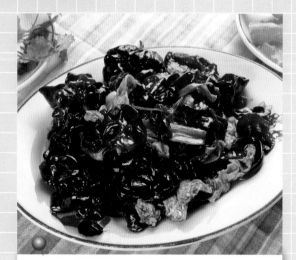

功效：鸡蛋是体弱体虚者的最佳营养品，黑木耳有养神滋阴的作用。更年期头痛头晕的人适量食用本品可以缓解症状。

红枣蒸南瓜

原料： 老南瓜500克，红枣25克

调料： 白糖10克

做法：

①将南瓜削去硬皮、去籽后切成厚薄均匀的片。

②红枣泡发洗净。

③将南瓜片装入盘中，加入白糖拌匀，摆上红枣。

④蒸锅上火，放入备好的南瓜，蒸约30分钟，至南瓜熟烂即可食用。

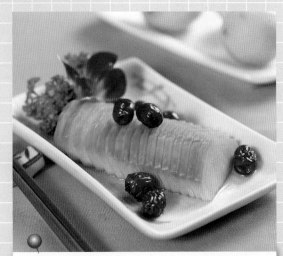

功效： 红枣具有补中益气、养血安神的功效，可用于更年期头晕头痛、气血不足等症，具有帮助改善症状的作用。

菊花枸杞绿豆汤

原料： 枸杞10克，干菊花8克，绿豆120克

调料： 红糖8克，高汤适量

做法：

①将绿豆淘洗干净，泡发；枸杞、干菊花用温水洗净，备用。

②净锅上火倒入高汤烧开，下入绿豆煮至快熟时，再下入枸杞、干菊花煲至绿豆熟透。

③最后调入红糖搅匀即可。

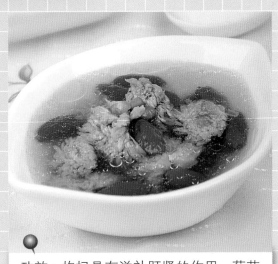

功效： 枸杞具有滋补肝肾的作用；菊花有缓解头痛的作用。本品对于更年期头晕、头痛有很好的疗效。

海带姜汤

原料： 海带适量，姜5片，夏枯草10克，白芷10克

调料： 盐适量

做法：

①海带泡发，洗净后切段；夏枯草、白芷洗净，煎取药汁备用。

②将海带、生姜、药汁一起放入锅中，置大火上烧开。

③转小火再煮60分钟，滤渣，宜温热饮用。

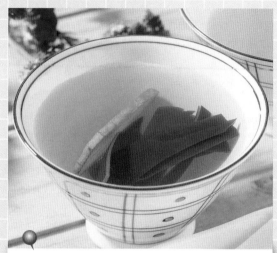

功效：海带是一种营养丰富的保健食品；姜能醒脑提神。本品对于更年期头晕、头痛症状有一定的缓解作用。

苹果银耳猪腱汤

原料： 苹果2个，银耳15克，猪腱100克，鸡爪2个

调料： 盐适量

做法：

①每个苹果切成4份，去果核；鸡爪斩去趾甲，洗净。

②银耳浸透剪去梗蒂；猪腱洗净，切小块和鸡爪一起氽水。

③将所有材料入煲，加适量水，大火煲10分钟改小火再煲2小时。

④最后放入适量的盐调味，搅拌均匀即可。

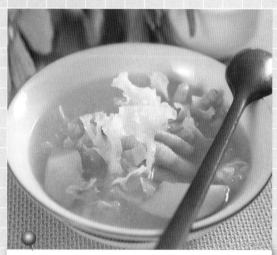

功效：苹果可养神提神、消除疲劳；银耳可滋阴润补。本品对改善更年期疲劳所致的头晕头痛有一定作用。

鸡肉芹菜芝麻粥

原料： 大米、芹菜、鸡脯肉、黑芝麻各适量

调料： 盐、料酒、姜末、葱花、淀粉、香油各适量

做法：

①芹菜洗净，沥干水分，切粒；鸡脯肉洗净，切丝，用料酒、淀粉腌制；大米淘净，备用；黑芝麻炒香。

②往锅中注水，放大米烧沸，下腌渍好的鸡肉、姜末熬粥。

③粥成时下芹菜粒拌匀，加盐调味，淋香油，撒上黑芝麻、葱花即可。

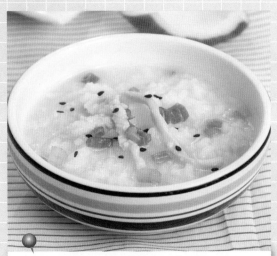

功效： 芹菜有清热解毒、养精益气的作用。本品对于更年期经常性的失眠和头晕头痛也有一定的食疗作用。

红花糯米粥

原料： 红花、桃仁各10克，糯米100克

调料： 红糖适量

做法：

①将红花、桃仁均洗净；糯米洗净，泡发。

②红花放入净锅中，加水煎煮20分钟，去渣，留药汁在锅中。

③往锅中加入糯米和桃仁，大火煮至米粒开花，再转小火煮成稠粥。

④最后加入适量红糖，搅拌均匀即可食用。

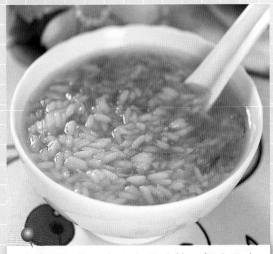

功效： 红花具有止痛的功效；糯米具有补虚养身的作用。更年期头痛、头晕的人适量食用此粥能够有效减轻症状。

更年期口腔溃疡

病症解析

口腔溃疡较为常见，且易复发。症见口腔内唇、颊、舌等处黏膜出现单个或多个大小不等的溃疡面，呈椭圆形，红晕，表面凹陷，局部疼痛，若遇酸、咸、辣的刺激可使疼痛加重，影响食欲。口腔溃疡属中医"口疮"范畴。更年期出现的口腔溃疡多数是由精神紧张、内分泌失调等造成阴虚火旺、脾气虚弱所致。

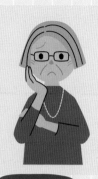

食用注意

对于由阴虚火旺所致的口腔溃疡，饮食应以滋阴清热为主，而以脾气虚弱所致口腔溃疡应以健脾益气为主。因此由阴虚火旺引起的口腔溃疡可以食用黄瓜、梨子、银耳、马蹄、鸡蛋、鸭蛋、鹌鹑蛋、蚌肉、甲鱼、香瓜等；脾气虚弱引起的口腔溃疡可以食用鲫鱼、胡萝卜、苹果、菠菜、猪肚、鸭肉、香菜、土豆、红枣、大米、蜂蜜、板栗等。忌食辛辣、刺激类食物。

蒜蓉菠菜

原料： 菠菜500克，蒜蓉10克

调料： 食用油适量，盐4克，香油20毫升

做法：

①将菠菜洗净，切段，焯水，捞出，装盘待用。

②炒锅注油烧热，放入蒜蓉炒香，倒在菠菜上。

③加入备好的香油和适量盐充分搅拌均匀即可。

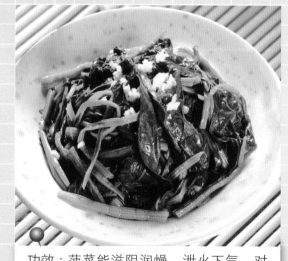

功效：菠菜能滋阴润燥、泄火下气，对预防口角溃疡、唇炎有很好的效果。本品能有效改善更年期口腔溃疡的症状。

酱炒黄瓜白豆干

原料： 五花肉120克，黄瓜100克，白豆干80克

调料： 盐、鸡粉各2克，生抽、料酒、水淀粉、食用油各适量，姜片、蒜末、葱段各少许

做法：

①白豆干洗净，切片；黄瓜洗净去皮，切片；五花肉洗净，切片。

②白豆干入油锅中炸半分钟，盛出。

③锅底留油烧热，倒入肉片，炒至变色，淋入生抽，炒匀，再放入料酒，炒匀提味，入姜片、蒜末、葱段，炒香炒透，放入黄瓜片，快速炒匀。

④放入炸好的白豆干，加入适量盐、鸡粉调味，淋淀粉勾芡炒匀即可。

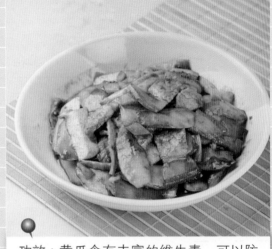

功效：黄瓜含有丰富的维生素，可以防止口角炎、口腔溃疡等。本品对于防治更年期口腔溃疡有很好的作用。

蜜汁苦瓜

原料： 苦瓜130克，蜂蜜40毫升

调料： 凉拌醋适量

做法：

①将洗净的苦瓜切开，去除瓜瓤，用刀切成斜片。

②往锅中注入适量清水烧开，倒入切好的苦瓜，搅拌片刻，再煮约1分钟，至食材熟软后捞出，沥干水分。

③将焯煮好的苦瓜装入碗中，倒入备好的蜂蜜，再淋入适量凉拌醋。

④搅拌片刻，至食材入味即可。

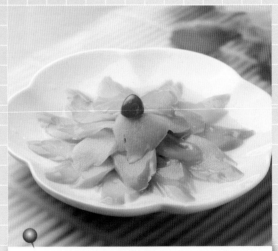

功效：苦瓜有清热解毒作用，有利于口腔溃疡的治疗。本品对于更年期口腔溃疡有一定的改善作用。

苦瓜甘蔗枇杷汤

原料： 甘蔗200克，苦瓜200克，鸡胸骨1副，枇杷叶20克

调料： 盐适量

做法：

①鸡胸骨氽水，捞出洗净，入锅中加水800毫升。

②甘蔗洗净去皮，切段；苦瓜洗净，去籽和白色薄膜，切块。

③将鸡胸骨和甘蔗一起入锅，大火煮沸，转小火续煮1小时。

④放枇杷叶和苦瓜，再煮30分钟，最后加盐调味即可。

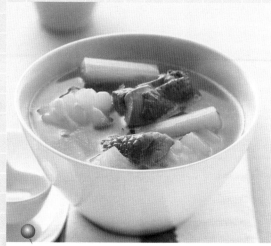

功效： 苦瓜有益气止渴、清热解毒之功效，搭配甘蔗煲汤，能清热解毒。本品尤其适合口腔溃疡患者经常适量食用。

大米决明子粥

原料： 大米100克，决明子适量

调料： 盐2克，葱8克

做法：

①大米泡发，洗净；决明子洗净；葱洗净，切成葱花。

②锅置火上，倒入清水，放入大米，以大火煮至米粒开花。

③加入决明子煮至粥呈浓稠状，调入盐拌匀，再撒上葱花即可。

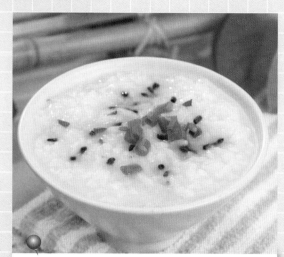

功效： 大米有益气补中的作用；决明子有清肝火的作用。本品能够在一定程度上减轻更年期口腔溃疡的症状。

薏米鸡肉大米粥

原料： 鸡肉150克，薏米30克，大米60克

调料： 料酒、盐、胡椒粉、葱花各适量，鲜汤适量

做法：

①鸡肉洗净，切小块，用料酒腌渍；大米、薏米淘净，泡好。

②往锅中注入鲜汤，下入大米、薏米，大火煮沸，下入腌好的鸡肉，转中火熬煮。

③用文火将粥熬至黏稠时，调入盐、胡椒粉调味，撒入葱花即可。

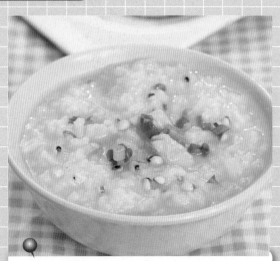

功效：薏米具有清热健脾的作用；大米有补中益气、除烦渴的作用。本品滋阴清热，有缓解更年期口腔溃疡的作用。

黄连甘草汁

原料： 黄连、甘草各5克

调料： 白糖适量

做法：

①将黄连、甘草分别用清水洗净，沥干水分，备用。

②将洗净的黄连、甘草一起放入炖盅内，注入适量的清水，煮开后，再蒸煮3分钟。

③滤去药渣，加适量白糖拌匀，冷却即可。

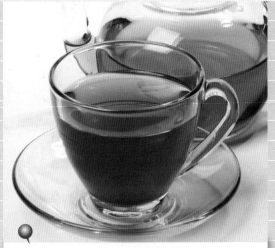

功效：甘草有清热解毒的作用，适合口腔溃疡患者服用。本品可去火抑菌、清热，适合更年期口腔溃疡患者饮用。

更年期食欲不振

病症解析

食欲不振是临床一种常见病，其原因较为复杂，如过度疲劳、饥饱不均、暴饮暴食、心情烦躁等可以导致对饮食的期望下降。但最终原因都归结于脾胃功能，中医讲"胃主受纳，脾主运化"，故脾胃虚弱最终导致食欲不振。对于更年期所致的食欲不振，主要是脾肾阳虚所致。另外，情志不畅、肝气郁结犯胃也是原因之一。

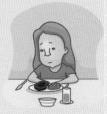

食用注意

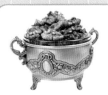

对于脾肾阳虚型食欲不振者，饮食上应以温补肾阳为主，而肝气郁结犯胃型所致食欲不振应以疏肝理气、和胃为主。例如，由脾肾阳虚引起的食欲不振可以适量食用籼米、狗肉、羊肉、核桃仁、黑芝麻、海参、海虾、牛奶、兔肉等；对于由肝气郁结犯胃引起的食欲不振可以食用莲藕、土豆、白萝卜、山药、黄花菜、玉米、海带、菠菜、木耳、黄豆、芹菜、花生、牛奶等。

土豆炖羊肉

原料：土豆350克，嫩羊肉250克

调料：盐3克

做法：

①将土豆、羊肉分别洗净，切成均匀的小块，备用。

②将土豆和羊肉一起放入锅中，加适量水，炖半小时左右。

③炖至所有食材熟后，调入适量的盐调味，搅拌均匀即可。

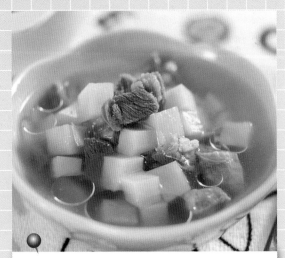

功效：羊肉可温中补虚，对食欲不振有一定食疗作用。本品可增进食欲、健养脾胃，适合更年期食欲不振者食用。

清蒸开屏鲈鱼

原料： 鲈鱼500克

调料： 盐2克，鸡粉2克，蒸鱼豉油少许，料酒8毫升，姜丝、葱丝、彩椒丝各少许

做法：

①将处理好的鲈鱼切去背鳍，再切下鱼头，背部切一字刀，洗净。

②把鲈鱼入碗，加料酒腌渍。

③把腌渍好的鲈鱼放入盘中，摆放成孔雀开屏的造型。

④将鲈鱼入烧开的蒸锅中，大火蒸7分钟。

⑤把蒸好的鲈鱼取出，撒上姜丝、葱丝，再放上彩椒丝、盐、鸡粉拌匀，淋少许热油，最后加入蒸鱼豉油即可。

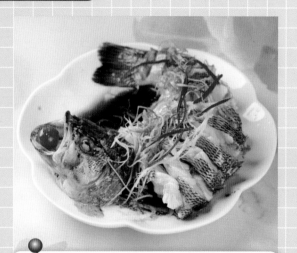

功效： 鲈鱼肉质细嫩，味美清香，有补肝肾、益脾胃的功效，本品适合更年期脾肾阳虚型的食欲不振者食用。

山楂麦芽猪腱汤

原料： 猪腱、山楂、麦芽各适量

调料： 盐2克，鸡精3克

做法：

①山楂洗净，切开，去核；麦芽洗净，备用；猪腱洗净，斩块。

②锅上水烧开，将猪腱汆去血水，取出洗净。

③往瓦煲内注入适量的清水用大火烧开，下入猪腱、麦芽、山楂，改小火煲2.5小时左右。

④最后再加盐、鸡精调味即可。

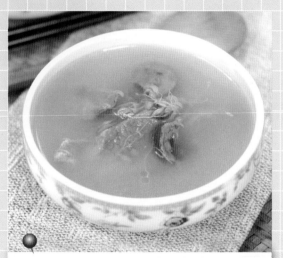

功效： 山楂可理气健脾、促进食欲；猪腱营养丰富。本品营养搭配均衡，有良好的改善更年期食欲不振之效。

酸奶木瓜甜汤

原料： 木瓜200克，酸奶300毫升

调料： 白糖2克

做法：

①将木瓜用清水洗净，削去外皮，去籽，然后切成小块，备用。

②将切好了的木瓜放进碗中。

③最后加入备好的酸奶，再加入少许白糖搅拌均匀即可。

④可以加热后温服。

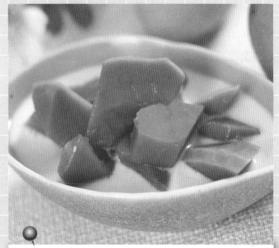

功效：酸奶有促进胃液分泌、提高食欲、加强消化的作用；木瓜滋补。本品具有促进食欲、改善营养的功效。

莲子山药甜汤

原料： 银耳100克，莲子1/2碗，百合1/2碗，红枣5~6枚，山药1小段

调料： 冰糖适量

做法：

①银耳洗净，泡开备用；红枣洗净，划几个刀口；山药去皮，洗净，切块。

②将银耳、莲子、百合、红枣同时入锅煮约20分钟，待莲子、银耳软了，将已去皮切块的山药放入一起煮。

③最后放入冰糖煮溶（未脱色之冰糖最好）调味即可。

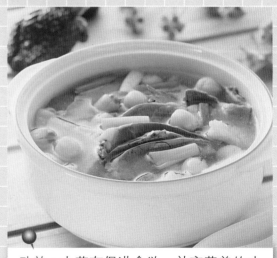

功效：山药有促进食欲、补充营养的功效。本品营养丰富，适合因食欲不振引起的身体虚弱者食用。

山楂玉米粥

原料： 大米100克，山楂片20克，胡萝卜丁、玉米粒各少许

调料： 砂糖5克

做法：

①大米淘洗干净，放入清水中浸泡；胡萝卜丁、玉米粒洗净备用；山楂片洗净，切成细丝。

②锅置火上，注入清水，放入大米煮至八成熟。

③再放入胡萝卜丁、玉米粒、山楂丝一起煮至粥将成，最后放入砂糖调匀便可。

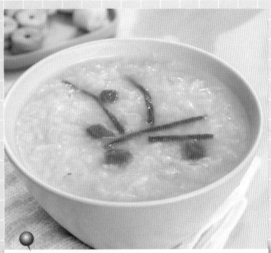

功效：玉米有开胃益智、调理中气等功效，还能帮助防治多种更年期综合征。本品能够疏肝益气、增进食欲。

鸡内金燕麦豌豆粥

原料： 燕麦50克，大米50克，鸡内金15克，胡萝卜、豌豆各30克

调料： 白糖适量

做法：

①大米、燕麦均泡发洗净；鸡内金洗净；胡萝卜去皮洗净，切丁；豌豆洗净，备用。

②往锅内加入适量的清水，放入所有食材和药材煮开。

③待煮至粥呈浓稠状时调入适量白糖即可。

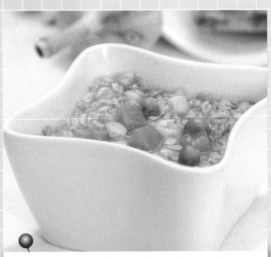

功效：燕麦有补益脾肾之效。本品对脾肾阳虚型的食欲不振有良好的食疗作用，适合更年期食欲不振者食用。

更年期肥胖

病症解析

肥胖也是更年期症状的表现特征之一，其产生原因有多方面，如新陈代谢缓慢、营养过剩、生活中缺乏锻炼、热能的消耗降低等，都容易使脂肪堆积而导致肥胖。肥胖症是一组常见的代谢症候群。更年期出现的肥胖，主要是由于人成年后有意识或无意识地过度饮食所致。

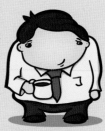

食用注意

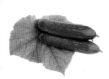

对于由痰湿阻塞引起的更年期肥胖可以食用萝卜、茼蒿、葫芦、竹笋、柿子、梨、百合、苹果、甘蔗、黄瓜等；对于由痰湿血瘀引起的更年期肥胖可以食用茄子、莲藕、空心菜、黑木耳、大白菜、芹菜、柿子、葡萄、柠檬、菠萝、葡萄柚等。忌食肥厚油腻的食物，如咸猪肉、烤鸭、炸鸡、五花肉、汉堡等；忌食过咸食物，如咸鱼、腊肉、腊肠等；忌烟酒、咖啡、浓茶等。

百合南瓜

原料： 鲜百合200克，小南瓜半个

调料： 盐2克，味精3克，淀粉10克，食用油适量

做法：

①南瓜洗净去皮、籽切块；百合洗净备用。

②锅置火上，注入适量的清水，烧至沸，放入南瓜焯烫，捞出，沥干水分，备用。

③油烧热，放入南瓜、百合，再调入盐、味精炒匀，最后用淀粉勾芡即可出锅。

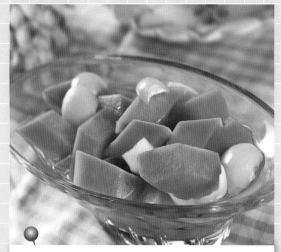

功效： 南瓜中含有丰富的膳食纤维，食用后有饱腹感，可起到一定减肥作用。本品有很好的防治更年期肥胖的作用。

彩椒茄子

原料： 彩椒80克，胡萝卜70克，黄瓜80克，茄子270克

调料： 盐2克，鸡粉2克，生抽4毫升，蚝油7克，水淀粉5毫升，食用油适量，姜片、蒜末、葱段、葱花各少许

做法：

①茄子洗净去皮，切丁；胡萝卜、黄瓜、彩椒洗净，切丁。

②热锅注油，烧至五成热，倒入茄子丁，炸至微黄色，捞出。

③锅底留油，放入姜片、蒜末、葱段，爆香，下所有食材炒匀。

④最后放入调料炒匀，装盘，撒上葱花即可。

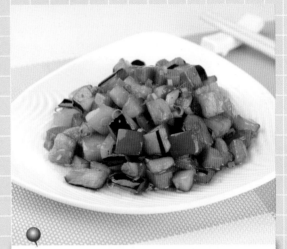

功效：茄子的紫皮中含有维生素E和维生素P，但热量低，适宜减肥期间食用。本品适用于改善更年期肥胖。

芹菜炒香菇

原料： 芹菜400克，水发香菇50克

调料： 醋、干淀粉、酱油、味精、菜油各适量

做法：

①芹菜择去叶、根，洗净，剖开切成约2厘米的长节，用盐拌匀腌渍约10分钟，再用清水漂洗，沥干待用。

②香菇洗净切片；醋、味精、淀粉混合后装入碗内，加水约50毫升兑成汁待用。

③炒锅置大火上烧热，倒入菜油30毫升，待油烧至无泡沫冒青烟时，即下入芹菜爆炒，再投入香菇片迅速炒匀，再加入酱油约炒1分钟，最后淋入芡汁，速炒起锅即可。

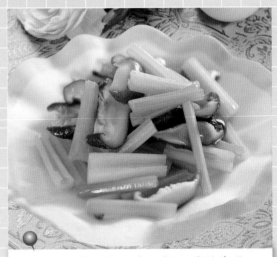

功效：香菇是高蛋白、低脂肪的食品，它富含多种氨基酸，搭配芹菜，本品香甜味美，具有防治更年期肥胖的作用。

茯苓瓜皮汤

原料： 茯苓30克，薏米20克，西瓜、冬瓜各500克，蜜枣5枚

调料： 盐适量

做法：

①将西瓜、冬瓜洗净，切块；茯苓、薏米、蜜枣洗净。

②往瓦煲内加2000毫升清水，煮沸后加入茯苓、薏米、西瓜、冬瓜、蜜枣等用大火煮沸。

③大火煲开后改小火煲3小时。

④最后再调入适量的盐即可。

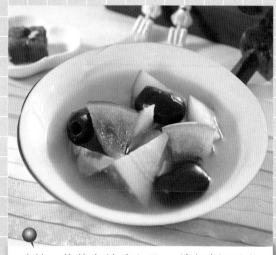

功效：茯苓有益脾和胃、利水渗湿的作用，对于痰湿阻塞引起的更年期肥胖有缓解作用。本品有瘦身减脂的功效。

鲜笋魔芋面

原料： 魔芋面条200克，茭白笋100克，玉米笋100克，西蓝花30克，清水800毫升，大黄5克，甘草5克

调料： 盐、鸡精各3克

做法：

①将上述全部药材洗净，放入锅煎取药汁，备用。

②将茭白笋、玉米笋均洗净，切块；西蓝花洗净，入滚水汆烫至熟，捞起，备用。

③魔芋面条放入沸水中汆烫去味，捞起放入面碗内，加入茭白笋、玉米笋、西蓝花、药汁及盐、鸡精加热煮沸即可。

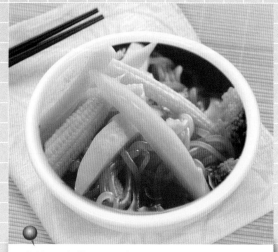

功效：魔芋是一种低热能、低蛋白质、高膳食纤维的食品，不仅能够防治更年期肥胖，还能增强人体免疫力。

莲子葡萄萝卜粥

原料： 莲子、葡萄各25克，胡萝卜丁少许，大米100克

调料： 盐2克，白糖5克，葱花少许

做法：

①大米、莲子洗干净，放入清水中浸泡；胡萝卜丁洗净；葡萄去皮，去核，洗净。

②锅置火上，放入大米、莲子煮至七成熟。

③放入葡萄、胡萝卜丁煮至粥将成，加白糖调匀便可。

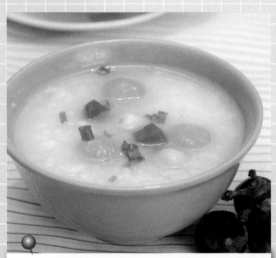

功效： 葡萄能改善更年期肥胖、心悸盗汗、痰湿阻塞的症状。本品清淡可口，适合更年期肥胖者食用。

干贝蔬菜粥

原料： 枸杞15克，大米50克，燕麦30克，干贝5克，冬瓜50克，胡萝卜30克，香菇2朵，玉米粒30克

调料： 盐、米酒各适量

做法：

①大米和燕麦用清水浸泡1小时，沥干水分，备用。

②干贝泡软后剥成丝；冬瓜、胡萝卜、香菇分别洗净，切小丁。

③将水、米酒和所有材料放入锅中，熬煮至材料熟透。

④最后再加入适量的盐调味，搅拌均匀即可。

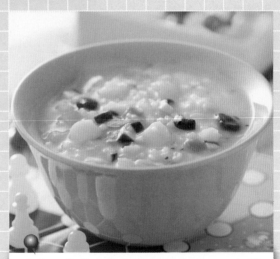

功效： 蔬菜中含有较低的热量，不容易引起肥胖；干贝有增强人体免疫力的作用。本品具有防治更年期肥胖的功效。

更年期高血压

病症解析

更年期出现的高血压，就叫作更年期高血压，是更年期常见体征中的一种。更年期高血压是由于女性更年期卵巢功能衰退，雌激素分泌减少导致内分泌失调，植物神经功能紊乱，从而导致睡眠不好、烦躁不安等，引起血压波动。其主要症状有头晕、头痛、烦躁、失眠、记忆力减退、注意力不集中、腰膝酸软等。

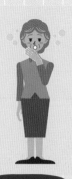

食用注意

中医认为，人体健康最根本在于阴平阳秘、气血调和，其病机为肝肾阴虚、肝阳上亢、气血逆乱。对于由肝阳上亢引起的高血压可以食用豆腐、苦瓜、鸭肉、兔肉、莲子、冬瓜、芹菜、西瓜、火龙果、丝瓜、海带等。对于由肝肾阴虚引起的高血压应该以滋补肝肾为主，可以适量多食用蜂蜜、甲鱼、牡蛎、乌鸡、梨、百合、桑葚、银耳、黑木耳、金针菇等。

芝麻拌芹菜

原料：芹菜300克，红辣椒2个，熟芝麻少许

调料：盐、蒜末、味精、花椒油各适量

做法：

①红辣椒洗净，去蒂，去籽，切圈，盛盘垫底用。

②芹菜择洗干净，切片。

③芹菜入沸水中焯一下，捞出，沥干，冷却后装盘。

④加入蒜末、花椒油、味精、盐和熟芝麻，拌匀即可食用。

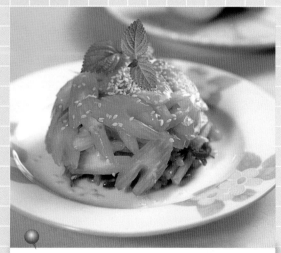

功效：芹菜有平肝清热、健脑镇静之效；芝麻有补肝益肾、强身之效。本品有防治以及缓解更年期高血压的作用。

脆皮豆腐

原料： 豆腐250克，生菜20克

调料： 番茄汁20毫升，白糖5克，醋少许，干淀粉10克，水淀粉3毫升，食用油适量

做法：

①豆腐洗净，切条，裹上干淀粉；生菜垫入盘底。

②油烧热，放豆腐条炸至金黄色，捞出放在垫有生菜的盘中。

③锅中留少许油，放入番茄汁、水、醋、白糖，用水淀粉勾芡，淋在豆腐上即可。

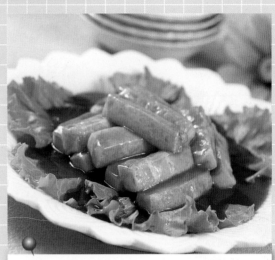

功效： 豆腐是高蛋白、低脂肪的食品，有降血压、血脂的作用。本品尤其适合更年期高血压患者食用，可降血压。

冬瓜竹笋汤

原料： 素肉块35克，冬瓜块200克，竹笋块100克，黄柏10克，知母10克

调料： 盐、香油各适量

做法：

①素肉块放入清水中浸泡至软化，取出沥干。

②黄柏、知母放入棉布袋中，和适量的清水一起放入锅中，以小火煮沸。

③加入所有材料煮熟，取出棉布袋。

④最后加入适量的盐和香油搅匀，即可食用。

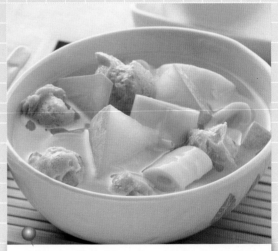

功效： 竹笋有低脂肪、低糖、多纤维的特点，可在一定程度上帮助防治高血压。本品适合更年期高血压患者食用。

茶树菇鸭汤

原料： 鸭肉250克，茶树菇少许

调料： 鸡精、盐各适量

做法：

①鸭肉斩成块，洗净，氽水，捞出，备用。

②茶树菇洗净，沥干水分。

③将鸭肉、茶树菇放入盅内，加适量的水蒸2小时。

④最后放入盐、鸡精调味，搅拌均匀即可。

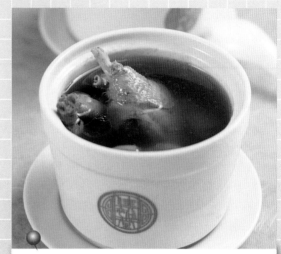

功效：鸭肉有滋五脏之阴、清虚劳之热的功效，尤其适合高血压患者食用。本品具有防治更年期高血压的作用。

丹参芹菜粥

原料： 水发大米100克，丹参7克，芹菜60克

调料： 盐、鸡粉、葱花各少许

做法：

①将洗好的芹菜切成碎末；大米洗净。

②往砂锅中注入适量清水烧热，倒入备好的丹参、大米，搅拌均匀，盖上锅盖，烧开后用小火煮约25分钟。

③揭开锅盖，倒入芹菜末，拌匀。

④再盖上锅盖，用中火煮约10分钟至食材熟透，揭开锅盖，加入少许盐、鸡粉，搅匀调味。

⑤关火后盛出煮好的粥，装入碗中，撒上葱花即可。

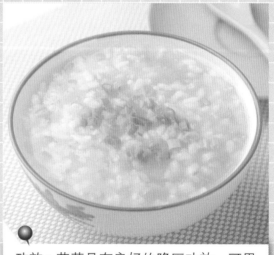

功效：芹菜具有良好的降压功效，可用于缓解高血压。本品有改善更年期高血压的作用。

当归山楂茶

原料： 当归15克，山楂、枸杞各10克，川芎6克，红枣2枚

调料： 红糖适量

做法：

①将当归、山楂、川芎分别用清水洗净，装入棉布袋中扎紧袋口；枸杞、红枣分别洗净。

②锅洗净，置于火上，将棉布袋同枸杞、红枣一起放入锅中，加水后煲20分钟，去除药袋。

③将煮好的药茶倒入壶中，调入红糖即可饮用。

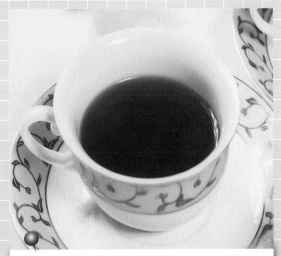

功效： 山楂中含有黄铜、山楂酸、柠檬酸等，有利尿、降血压之效。本品能在一定程度上改善更年期高血压的症状。

杞菊饮

原料： 枸杞、五味子各15克，杭菊花10克，绿茶1袋

调料： 白糖2克

做法：

①将枸杞、五味子、杭菊花分别用清水冲洗干净，与绿茶一起放入保温杯中。

②往保温中注入500毫升沸水冲泡，加盖焖15分钟。

③滤渣后即可饮用。

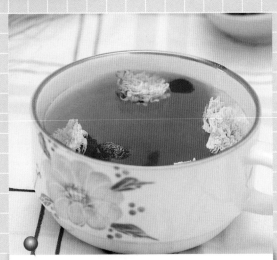

功效： 枸杞具有滋补肝肾、清热解毒的功效；菊花能够清肝火。本品对于肝肾阴虚引起的高血压有一定的食疗作用。

更年期高血脂

病症解析

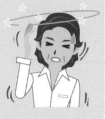

高血脂的发生与遗传因素、高胆固醇、高脂肪饮食有关，也可由糖尿病、甲状腺疾病、肥胖等疾病引起。高血脂在发病早期可能没有不舒服症状。多数患者在发生了冠心病、脑中风后才发现血脂异常，可表现为头晕、头痛、胸闷、心痛、乏力等。对于更年期出现的高血脂，多数与饮食和心情烦躁、易怒不安等有关。

食用注意

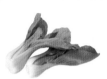

合理饮食调养，饮食提倡清淡，基本吃素，但不宜长期吃素。多吃蔬菜和水果，如芹菜，能够促进肠道胆固醇的排泄，减少人体对脂肪的吸收；多吃菠菜，因为菠菜能够控制高血脂与高血糖。还应适量多吃豆芽、竹笋、油菜、黑木耳、白萝卜、金针菇、蘑菇、海带、紫菜、绿豆、薏米、牡蛎等。适量饮茶，茶叶中含有的儿茶酸有增强血管柔韧性、弹性和渗透性的作用，可预防血管硬化。

清拌竹笋

原料： 竹笋500克

调料： 盐4克，辣椒油10毫升，香油5毫升，白糖适量

做法：

①竹笋洗净，沥干水分，放蒸锅中蒸熟，取出凉凉。

②竹笋凉后斜切成薄片，盛盘，撒盐，腌30分钟。

③往腌好的竹笋片中加入白糖、辣椒油、香油，拌匀即可。

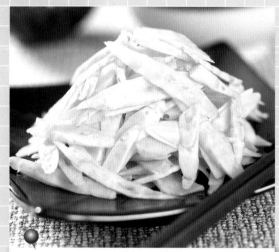

功效： 竹笋能促进肠道蠕动、去积食、防便秘，是肥胖者去脂减肥的最佳食品。本品可防治更年期高血脂。

白萝卜丝炒黄豆芽

原料： 白萝卜丝400克，黄豆芽180克，彩椒丝40克

调料： 盐4克，鸡粉2克，蚝油10克，姜末、蒜末各少许，食用油适量

做法：

①用油起锅，放入姜末、蒜末爆香，倒入白萝卜丝、黄豆芽、彩椒丝翻炒均匀。

②加入适量的盐、鸡粉、蚝油，炒匀调味。

③快速翻炒至食材熟透即可。

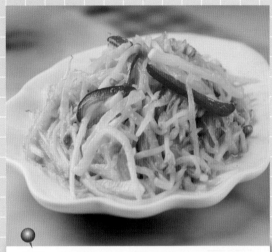

功效：白萝卜中的维生素C为抗氧化剂，能抑制黑色素合成，阻止脂肪氧化。本品有防止脂肪沉积的作用。

草菇烩芦笋

原料： 草菇100克，芦笋100克，彩椒50克

调料： 盐3克，鸡粉2克，料酒5毫升，水淀粉、食用油各适量，姜片、蒜末、葱段各少许

做法：

①洗净的芦笋切段；草菇洗净，切片；彩椒洗净，切小块。

②往锅中注入适量清水烧开，加入少许盐、食用油，倒入草菇、芦笋、彩椒块煮至断生，捞出。

③用油起锅，放入姜片、蒜末、葱段，爆香，放入所有食材炒匀。

④最后加入盐、鸡粉、料酒调味，淋水淀粉勾芡，炒至全部食材熟透即可。

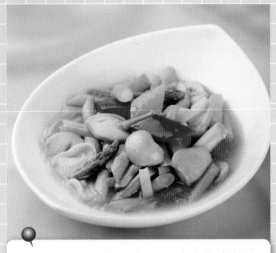

功效：芦笋所含蛋白质、碳水化合物、维生素和微量元素的质量优于普通蔬菜。经常食用本品可防治高血脂。

莱菔子萝卜汤

原料： 莱菔子15克，白果20克，白芥子10克，陈皮8克，萝卜1个，玉米1根，猪尾骨半根

调料： 盐适量

做法：

①猪尾骨洗净，用开水汆烫，捞出，沥干；萝卜洗净切块；白芥子、陈皮洗净煎汤，去渣留汁。

②往锅中加清水煮开，放入莱菔子煮沸，加入猪尾骨同煮30分钟。

③最后放入其他材料同煮至熟，加盐调味即可。

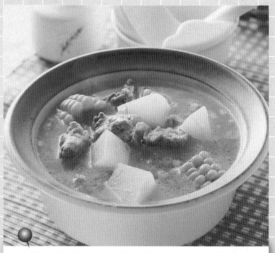

功效： 莱菔子有消食除胀，降气化痰之效，可防治高血脂。本品有降脂消脂的功效，适合更年期高血脂的人食用。

虫草红枣炖甲鱼

原料： 甲鱼1只，冬虫夏草10枚，红枣10枚

调料： 盐3克，料酒、味精各适量，蒜瓣、姜片各5克，鸡清汤适量

做法：

①将宰好的甲鱼切成4块；冬虫夏草洗净；红枣用开水浸泡。

②将块状的甲鱼放入锅内煮沸，捞出，割开四肢，剥去腿油，洗净。

③将甲鱼放入砂锅中，上放冬虫夏草、红枣，加料酒、盐、味精、葱段、姜片、蒜瓣、鸡清汤，炖2小时即可。

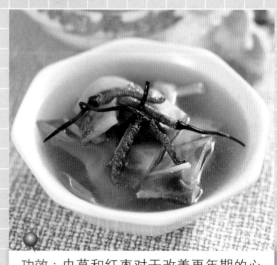

功效： 虫草和红枣对于改善更年期的心情烦躁易怒、不安失眠有一定作用。本品能辅助降低患更年期高血脂的几率。

山楂粥

原料： 山楂50克，酒曲10克，鸡内金20克，大米100克

调料： 盐适量

做法：

①将鸡内金焙干，研成末；大米洗净，和山楂、酒曲一同放入锅内，加1000毫升清水。

②烧开后，慢煮成粥，再加入鸡内金末，煮至粥成。

③最后再加入适量的盐调味，搅拌均匀即可。

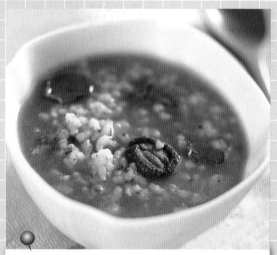

功效：山楂具有良好的降压、降脂、防治心血管疾病的作用。本品对于防治多种更年期综合征有良好的食疗功效。

山楂薏米荷叶茶

原料： 薏米10克，山楂、鲜荷叶各5克

调料： 白糖2克

做法：

①先将薏米用温水浸泡2～3小时，捞出，沥干水分，备用。

②将山楂和荷叶洗净，与薏米一起放入锅中煮开即可关火。

③捞出药渣，再往药汁中加入适量的白糖，搅拌均匀即可饮用。

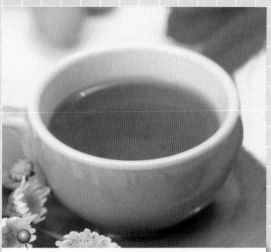

功效：荷叶有清热解暑、降血压之效，且荷叶中的生物碱还有降血脂作用。本品有缓解更年期高血脂的作用。

更年期免疫力低下

病症解析

免疫力低下是一个复杂、广泛而系统的病症。更年期出现的免疫力低下可由多种原因引起，如失眠、心情烦躁、食欲不振、体虚倦怠等诸多更年期症状都会导致机体的防御系统、即抵抗外来疾病侵袭的能力降低，从而导致免疫力低下。最主要原因是性激素分泌减少。从中医角度来讲，肾气不足、肾虚所致。

食用注意

对于肾虚所致的更年期免疫力低下应以补肾为主，除了补肾外，还要看患者的具体表现，因为肾虚还可分为肾阴虚、肾阳虚、肾阴阳俱虚这三种现象。

对于由肾阴阳虚引起的免疫力低下可以食用龟肉、鸽肉、猪肉、莲子、松子、荠菜、韭菜、香菇、金针菇、羊肉等；对于由肾阴虚引起的免疫力低下可以食用银耳、莲子、黑豆、核桃、猪肾、豇豆、粟米、苹果等。忌食辛辣刺激食物，如辣椒、芥末、咖喱粉等；忌烟酒。

松仁带鱼

原料： 带鱼350克，松仁100克

调料： 盐3克，花生油、料酒、香油各适量

做法：

①将带鱼处理干净，斜切成段，加盐和料酒腌渍入味。

②往锅内倒入适量的花生油加热，放入带鱼煎至两面均熟透，捞起沥油。

③锅底留油，放入松仁和带鱼稍炒，加盐搅匀。

④起锅装盘，淋上适量香油即可。

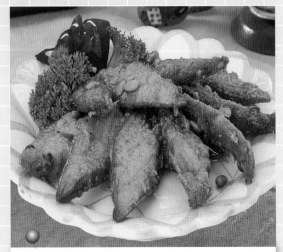

功效：带鱼含丰富的蛋白质、钙、磷及维生素，对于增强免疫力有一定功效。本品有改善更年期免疫力低下的功效。

金针菇炒肉丝

原料： 猪肉150克，金针菇300克，鸡蛋清2个

调料： 盐、料酒、淀粉、清汤、香油各适量，葱丝少许

做法：

①猪肉洗净，切丝，入碗内加蛋清、盐、料酒、淀粉搅拌均匀。

②金针菇切去两头，洗净，沥干水分，备用。

③肉丝入锅中滑熟，再放葱丝炒香，放少许清汤调味。

④最后下入金针菇拌匀颠翻几下，淋上香油即可。

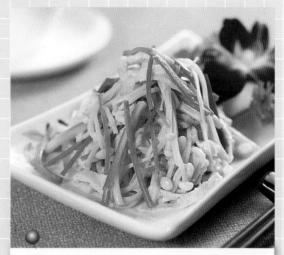

功效：金针菇能有效促进体内新陈代谢，有利于食物中各种营养素的吸收利用。本品有增强人体免疫力的功效。

五味子西红柿面

原料： 人参须10克，麦门冬15克，五味子5克，面条90克，西红柿150克，秋葵100克，低脂火腿肉60克，高汤800毫升

调料： 盐、鸡精、香油各适量

做法：

①将全部药材放入棉布袋与高汤置入锅中煮沸，续煮10分钟后，滤取汤液，备用。

②将西红柿、秋葵去蒂洗净，切开；火腿切丝；西红柿、面条放入开水中煮熟，捞出，加入适量的调料。

③药汤放入锅中加热，加入西红柿、秋葵煮熟，加火腿丝即可食用。

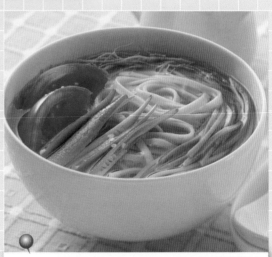

功效：五味子可补元气；西红柿含有维生素和膳食纤维，可增强人体免疫力。本品有改善更年期免疫力低下的作用。

四宝煲老鸽

原料： 老鸽1只，猪瘦肉100克，绿豆50克，芡实30克，莲子20克，花生米50克

调料： 盐3克，鸡精、姜各适量

做法：

①将老鸽洗净；瘦肉洗净，切块，备用；绿豆、莲子、花生均洗净，浸泡，备用；芡实洗净，备用。

②将老鸽和瘦肉入沸水中汆透，捞出，沥干水分，备用。

③将所有材料放入煲中，加水烧开，煲1小时，最后加入盐、鸡精和姜稍煮，搅拌均匀即可。

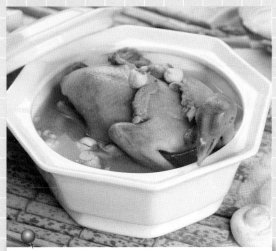

功效： 鸽肉中含有丰富的蛋白质、脂肪等，有补肾壮阳、增强人体免疫力的作用。本品可改善更年期免疫力低下。

香菇白菜魔芋汤

原料： 香菇20克，白菜150克，魔芋100克

调料： 盐5克，生粉适量，味精3克，油适量

做法：

①香菇洗净，切成片；白菜洗净，切片，沥干水分。

②魔芋切成薄片，下入沸水中汆去碱味后，捞出。

③将白菜倒入热油锅内炒软，再将500毫升水倒入白菜锅中，加适量的盐煮沸。

④放入香菇、魔芋同煮沸约2分钟，加味精调味，以生粉勾芡拌匀即可。

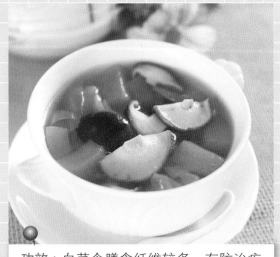

功效： 白菜含膳食纤维较多，有防治疾病的作用。本品能够辅助改善更年期免疫力低下。

金针菇金枪鱼汤

原料： 金枪鱼肉、金针菇各150克，西蓝花75克，白芍10克

调料： 盐2小匙，姜丝5克

做法：

①将金枪鱼肉、金针菇、西蓝花分别洗净，金针菇和西蓝花剥成小朵，备用；白芍洗净，备用。

②锅置火上，将清水注入锅中，放入全部材料煮沸。

③最后再放入姜丝和盐调味，搅拌均匀，稍煮即可。

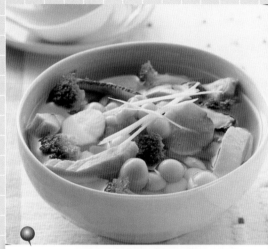

功效：金枪鱼中含有维生素、丰富的铁、钾、钙、镁、碘等营养素。本品具有促进成长、增强免疫力的作用。

芡实山药莲子粥

原料： 芡实100克，山药100克，莲子100克

调料： 白糖适量

做法：

①芡实洗净，备用；莲子洗净，沥干水分，备用。

②将芡实和莲子一起入锅，加6碗水以大火煮开，转小火续煮20分钟。

③山药削皮，洗净切块，一起加入锅中续煮10分钟。

④最后起锅前加入适量的白糖搅拌，煮溶即可。

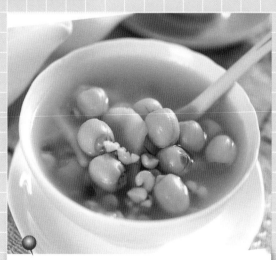

功效：芡实有补脾益肾、收敛止泻的作用，而且还能缓和神经痛。本品对于改善更年期免疫力低下有很好的作用。

更年期骨质疏松

病症解析

女性进入更年期后，体内雌激素水平下降，引发内分泌紊乱，从而导致一系列身体不适。雌激素的减少降低了钙的吸收和利用率，使骨质密度下降加快，所以更年期的女性较常人易得骨质疏松。骨质疏松可分为原发性骨质疏松症和继发性骨质疏松症。其主要症状为疼痛、骨折、骨骼变形、驼背、身高缩短等。

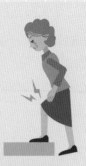

食用注意

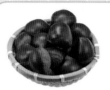

更年期骨质疏松应该通过补充大豆异黄酮来维持雌激素水平，饮食上适当多吃些富含维生素D和钙元素的食物，如猪骨、黑豆、黑芝麻、板栗、核桃、鸡蛋、花生等。少吃含磷较多的食物，如动物肝脏、蟹等。另外，应该避免吃富含草酸和植酸类物质的食物，以免影响钙质的流失。

西红柿青豆虾仁

原料： 虾仁300克，西红柿250克，青豆50克，鸡蛋清40克

调料： 葱末、姜末各15克，盐、味精各3克，料酒5毫升，白糖、淀粉各5克，食用油适量

做法：

①虾仁洗净，加盐、料酒、鸡蛋清、淀粉拌匀上浆。

②西红柿入沸水中烫一下，剥皮，切丁；青豆洗净，入锅煮熟。

③烧油锅，加葱末、姜末炒香，再放入西红柿丁炒匀，加盐、味精、白糖、虾仁炒熟。

④最后用淀粉勾一层薄芡，放入青豆炒匀，淋明油即可。

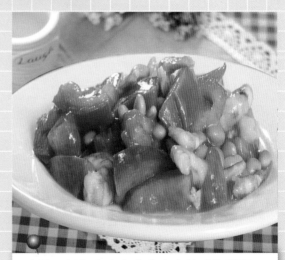

功效： 虾仁中含有十分丰富的矿物质钙。本品能够满足人体对钙质的需要，缓解更年期骨质疏松。

板栗桂圆炖猪蹄

原料： 新鲜板栗200克，桂圆100克，猪蹄2个

调料： 盐3克

做法：

①新鲜板栗入滚水煮5分钟，捞起去壳，洗净沥干；猪蹄斩块，洗净，入滚水氽烫捞起，冲净。

②将板栗、猪蹄盛入炖锅，加水至盖过材料，以大火煮开，转小火炖约30分钟。

③将桂圆去壳，加入锅内续煮5分钟，加盐调味。

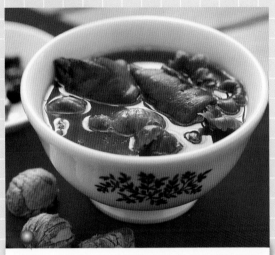

功效：猪蹄对于经常四肢疲乏、腿部抽筋、麻木有一定食疗作用。本品还有助于减缓中老年人骨质疏松的速度。

板栗玉米排骨汤

原料： 猪排骨350克，玉米棒200克，板栗50克

调料： 食用油适量，盐3克，葱花、姜末各5克，高汤适量

做法：

①将猪排骨洗净，剁成块，氽水，捞出，沥干水分。

②玉米棒洗净，切成块；板栗洗净，备用。

③净锅上火倒入油，将葱花、姜末爆香，下入高汤、猪排骨、玉米棒、板栗，调入盐煲至熟即可。

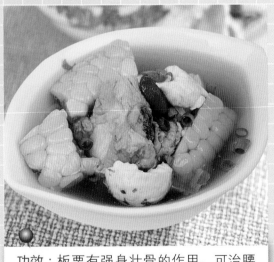

功效：板栗有强身壮骨的作用，可治腰腿无力等症；排骨有补充钙质之效。本品能辅助减缓更年期骨质疏松的症状。

黑豆猪皮汤

原料： 猪皮200克，黑豆50克，红枣10枚（去核）

调料： 盐、鸡精各适量

做法：

①猪皮刮干净，或者可用火炙烤去毛，入开水汆烫，捞出，待冷却之后切块备用。

②黑豆、红枣分别用清水洗净，泡发半小时，放入砂锅里，加适量水，煲至豆烂。

③加猪皮煲煮半小时，直到猪皮软化，加入盐、鸡精，用勺子搅拌均匀即可。

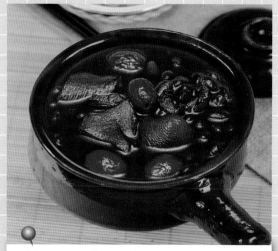

功效：黑豆有助于长筋骨，可补虚损、生肌肉。搭配猪皮、红枣，有助于防治钙质流失，改善更年期骨质疏松症状。

奶香燕麦粥

原料： 燕麦片75克，松仁20克，配方奶粉30克

调料： 白糖3克

做法：

①往汤锅中注入清水，用大火烧开。

②倒入准备好的燕麦片，再放入适量松仁，用锅勺搅拌均匀。

③盖上锅盖，用小火煮30分钟至食材熟烂。

④揭盖，放入适量配方奶粉和白糖，搅拌均匀。

⑤把煮好的粥盛出，装入碗中即可。

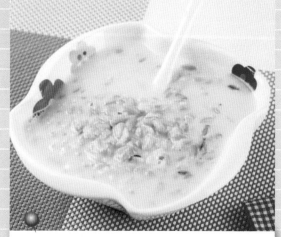

功效：燕麦和牛奶营养丰富，对于减缓老年人骨质疏松有一定作用。本品有改善更年期骨质疏松的作用。

黑芝麻果仁粥

原料： 熟黑芝麻10克，核桃仁（去皮）、杏仁各15克，大米100克

调料： 冰糖少许

做法：

①大米洗净，泡发，捞出，沥干水分，备用。

②锅置火上，往锅中注入适量的清水，入大米，大火煮开后转小火，熬煮20分钟。

③加入核桃仁和杏仁、冰糖，继续用小火熬煮30分钟。

④待粥煮好后，再撒入备好的熟黑芝麻即可。

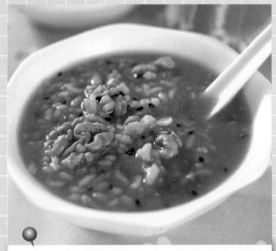

功效： 黑芝麻有补五脏、益气力、长肌肉之功效，可有效防治骨质疏松症。本品对减轻更年期骨质疏松有一定益处。

花生豆浆

原料： 花生75克，黄豆100克

调料： 白糖少许

做法：

①花生洗净，浸泡一夜，捞出，沥干水分，备用；黄豆洗净，浸泡6小时左右，捞出，沥干水分。

②将花生和黄豆一起放入豆浆机中，榨成豆浆。

③将榨好的豆浆倒入碗中，加入适量的白糖，搅拌均匀即可。

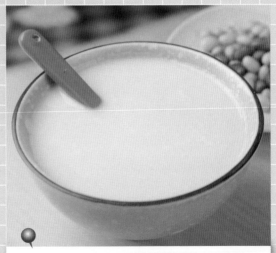

功效： 花生含有大量微量元素，对老年人有滋养保健之效。更年期的人饮用此豆浆，可有效防治骨质疏松。

更年期便秘

病症解析

便秘是临床上常见的一组复杂的症状，可分为急性和慢性便秘两类，表现为大便次数减少，间隔时间延长，粪质干燥，排出困难等。中医认为，便秘大多是因为燥热内结，或气滞不行，或气虚传送无力、血虚肠道干涩，以及阴寒凝结等。更年期出现的便秘多是由机体代谢功能变缓、肠道蠕动减慢及肠道老化等原因引起。

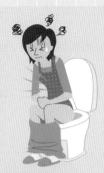

食用注意

对于由身体虚弱引起的便秘，中医讲"虚秘"。而虚秘又可分为气虚、血虚、气血俱虚三种。气虚便秘者在饮食上可以选择多吃一些有健脾益气、润肠功效的食物；血虚便秘者应以滋阴养血、润肠为主；气血俱虚者应以健脾益气、滋阴养血及润燥为主。总体来说，便秘患者可以多吃如香蕉、芝麻、蜂蜜、松子仁、土豆、菠菜、蘑菇、核桃、猪血等食物。

薏米煮土豆

原料： 薏米50克，土豆200克，荷叶20克

调料： 料酒10克，盐、味精、香油各适量，姜、葱各5克

做法：

①将薏米洗净，去杂质；土豆去皮，洗净，切3厘米见方的块；姜洗净，拍碎；葱洗净，切段。

②将薏米、土豆、荷叶、姜、葱、料酒同放炖锅内，加入适量清水，置大火上烧沸。

③转小火炖煮35分钟，加入盐、味精、香油调味即可。

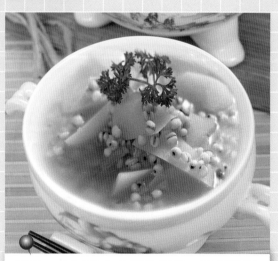

功效：土豆所含的膳食纤维，有促进胃肠蠕动和加速胆固醇在肠道内代谢的功效。本品能帮助改善更年期便秘症状。

黄豆芽炒莴笋

原料： 黄豆芽90克，莴笋160克，彩椒50克

调料： 盐3克，鸡粉2克，料酒10毫升，水淀粉4毫升，食用油适量，蒜末、葱段各少许

做法：

①莴笋去皮，洗净，切丝；洗好的彩椒切成丝；黄豆芽洗净。

②往锅中注入适量清水烧开，加入少许盐，倒入莴笋丝和彩椒丝，淋入适量食用油稍煮，捞出。

③往锅中注入适量食用油烧热，放入蒜末、葱段，爆香，入黄豆芽炒匀，再入莴笋丝和彩椒丝炒匀。

④最后加入盐、鸡粉、料酒炒匀，再入适量水淀粉勾芡，快速炒匀即可。

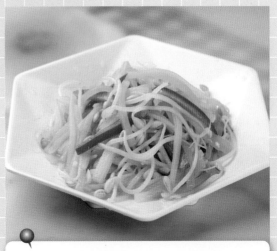

功效： 莴笋有增进食欲、刺激消化液分泌、促进胃肠蠕动等功能。本品是一道具有防治更年期便秘作用的美味菜肴。

蛤蜊拌菠菜

原料： 菠菜400克，蛤蜊200克

调料： 食用油适量，盐4克，鸡精1克，料酒15克

做法：

①将菠菜洗净，切成长度相等的段，入沸水中焯水，捞出，沥干水分，装盘待用。

②蛤蜊处理干净，加盐和料酒腌渍，入油锅中翻炒至熟。

③最后加盐和鸡精调味，起锅倒在菠菜上即可。

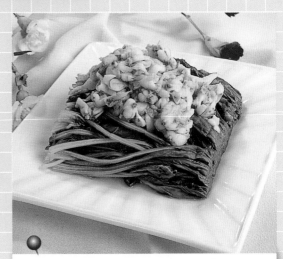

功效： 菠菜能够滋阴润燥，通利肠胃，对肠燥便秘有一定缓解作用。更年期便秘的人适量食用本品，可减轻症状。

春笋炒血豆腐

原料： 猪血200克，春笋100克

调料： 葱花10克，酱油5毫升，料酒10毫升，水淀粉、食用油、盐各适量

做法：

①猪血过水洗净，切块，备用；春笋去皮洗净切片，一起焯水待用。

②炒锅上火，注入适量的油烧热，下葱花炝锅，加入春笋、猪血、料酒、酱油、盐翻炒至熟。

③最后用水淀粉勾芡，炒几下即可。

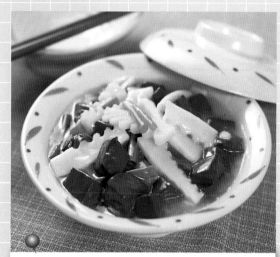

功效： 猪血有清肠道、排肠毒之效，能帮助改善便秘的症状。本品有预防和缓解更年期便秘的作用，可常适量食用。

冬菜土豆汤

原料： 冬菜50克，土豆100克，虾米20克

调料： 盐3克，味精少许

做法：

①土豆去皮，洗净，切片；虾米用水泡发；冬菜洗净，切碎。

②往锅中加入适量的清水，将土豆片和虾米倒入锅内，烧开约10分钟，加入冬菜末和盐煮3分钟。

③最后下入味精调味，搅拌均匀，盛入碗中即可。

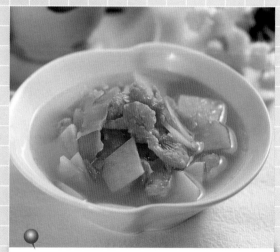

功效： 冬菜含多种维生素，有开胃消食之效；土豆可防治便秘。本品尤其适合更年期便秘的人食用，可减轻症状。

香蕉芦荟粥

原料： 大米100克，香蕉、芦荟各适量

调料： 白糖5克

做法：

①大米泡发洗净；香蕉去皮，碾成糊状待用；芦荟洗净，切片。

②锅置火上，注入适量的清水，放入大米煮至米粒熟后，放入香蕉糊、芦荟。

③改用小火，慢慢熬制成粥后，调入白糖入味，即可食用。

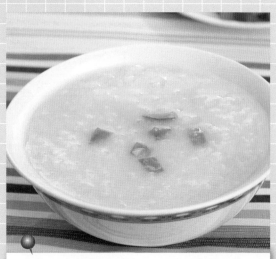

功效： 香蕉具有很好的润肠通便之效，可以帮助预防便秘。本品对于改善更年期便秘有一定的食疗功效。

大黄通便茶

原料： 大黄10克，番泻叶10克

调料： 蜂蜜20毫升

做法：

①番泻叶用清水洗净，捞出，沥干水分，备用。

②锅洗净，置于火上，往锅中注入适量清水，将大黄放入锅中，小火煎煮半小时。

③加入番泻叶，再煮10分钟，滤去药渣，留汁。

④最后加入适量蜂蜜拌匀即可。

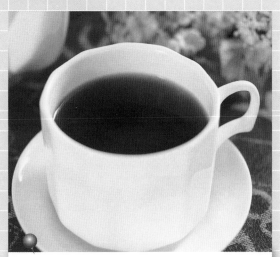

功效： 大黄有治疗老年习惯性便秘、消化能力差的作用。更年期便秘的人适量饮用此茶，能够帮助有效减轻症状。

更年期月经不调

病症解析

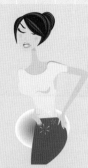

月经不调是妇科常见病，表现为月经周期或出血量异常，或是月经前、经期时腹痛及全身症状。更年期出现的月经不调主要是由于机体雌激素分泌减少、卵巢功能衰退导致机体内分泌紊乱所致月经不调。临床表现为月经紊乱、潮热出汗、易激动、烦躁、疲倦、失眠、头痛等症状。

食用注意

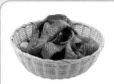

中医认为更年期出现的月经不调主要是由于肾气虚弱所致，所以在治疗时应以补肾、补气养血为主。在饮食上应多吃些补气补血的食物及富含铁元素和维生素的食物，比如海带、紫菜、黄豆、菠菜、红枣、木耳、香菇等，特别是动物肝脏、动物全血及畜禽肉类、鱼类等食物。因为女性在月经期间出血量较大，而且可能会流血不止，多吃这些富含铁元素的食物可以防止出现贫血、血液亏损。

金针三丝

原料： 金针菇150克，海带丝150克，韭菜150克

调料： 盐、味精各3克，香油6毫升

做法：

①将金针菇洗净，切去蒂头，备用；韭菜洗净，切成段。

②锅置火上，加适量的清水，大火烧沸，下入海带丝、金针菇焯水后捞出沥干。

③再将金针菇、海带丝、韭菜段加入盐、味精、香油一起拌匀即可。

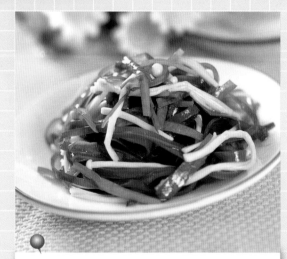

功效： 金针菇可抗菌消炎，还能促进体内新陈代谢，避免内分泌紊乱。本品有预防女性更年期月经不调的作用。

芹香干丝

原料： 白豆腐干丝150克，芹菜50克，胡萝卜25克

调料： 香油4毫升，盐、白胡椒粉各适量

做法：

①芹菜洗净，切段，入沸水中烫熟，捞出，沥干水分。

②胡萝卜洗净，切丝，入沸水中烫熟，捞出，备用；白豆腐干丝入锅烫熟，备用。

③将白豆腐干丝、芹菜、胡萝卜放入碗中，再放入香油、盐、白胡椒粉调味，搅拌均匀即可。

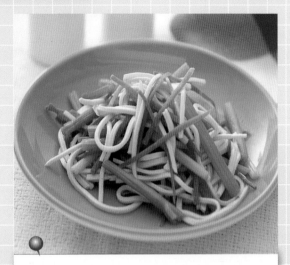

功效： 芹菜对防治月经不调、白带过多等妇科病有一定的辅助疗效。本品能在一定程度上帮助防治更年期月经不调。

艾叶煮鸡蛋

原料： 新鲜的鸡蛋2个，艾叶10克

做法：

①生鸡蛋用清水冲洗干净，沥干水分，备用。

②将艾叶用清水洗净，加适量水，入锅熬煮至出汁。

③将洗净的鸡蛋放入药汁中一起炖煮，约5分钟。

④待鸡蛋壳变色，将其捞出，稍凉即可食用。

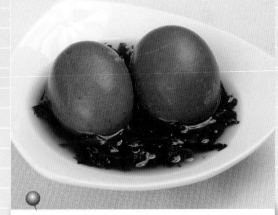

功效： 鸡蛋对于增强更年期女性免疫力有一定作用。本品能够防治女性更年期因免疫力低下而引起月经不调等症。

麦枣桂圆汤

原料： 小麦65克，红枣10枚，桂圆肉30克

调料： 红糖3克

做法：

①将红枣洗净，沥干水分，用温水稍浸泡，备用；小麦洗净，沥干水分，备用；桂圆肉洗净，备用。

②将小麦、红枣、桂圆肉一同入锅中，加适量的清水煮汤。

③最后加入适量的红糖调味，搅拌均匀即可。

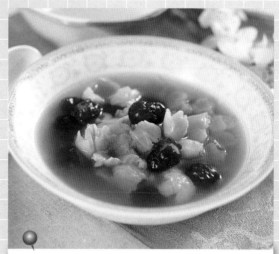

功效：红枣有补中益气、养血安神的功效。本品具有改善更年期月经不调、补血养血、安神养心的功效。

益母草鸡汤

原料： 人参片15克，鸡腿1只，红枣8枚，益母草10克

调料： 盐5克

做法：

①将人参片、红枣、益母草均洗净，沥干水分，备用；鸡腿剁块，汆烫洗净，备用。

②将所有材料入锅中，加1000毫升水，以大火煮开，大火煮开后转小火续炖25分钟。

③起锅前加入适量的盐调味，搅拌均匀即可。

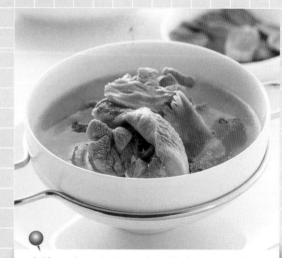

功效：鸡肉有益五脏、补虚损的功效；益母草可预防女性月经不调。本品有改善女性更年期月经不调的功效。

当归羊肉汤

原料： 当归35克，羊肉500克

调料： 盐2小匙，姜1小段

做法：

①羊肉氽烫，捞起冲净，沥干水分，备用；姜洗净，沥干水分，切段，微拍裂。

②当归洗净，切成薄片，备用。

③将羊肉、生姜盛入炖锅，加6碗水，以大火煮开，转小火慢炖1小时左右。

④最后再加入当归续煮20分钟，加盐调味即可。

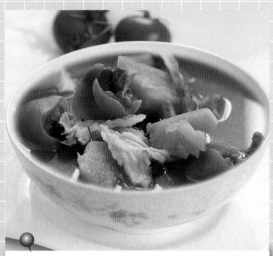

功效： 当归有补血止痛之效，适合更年期月经不调的女性服用。本品能够帮助防治更年期女性月经不调。

猪肚芦荟粥

原料： 芦荟35克，猪肚60克，大米80克

调料： 盐3克，味精1克，姜丝6克

做法：

①将芦荟洗净，去皮，切成细条；大米淘净，浸泡半小时；猪肚洗净，切成细条。

②将大米倒入锅中，加适量清水，旺火烧沸，下入猪肚、姜丝，转中火熬煮至粥将成。

③下入芦荟，转小火慢熬至黏稠，加盐、味精调味即可。

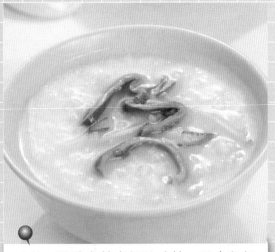

功效： 猪肚有补虚损的功效，适合肾气虚弱的更年期女性食用。本品具有防治更年期月经不调症状的作用。

更年期阴道干涩

病症解析

阴道干涩症是指阴道分泌物显著减少的妇科杂症。阴道干涩与年龄、压力、炎症等有着很大关系。在女性进入更年期后由于雌性激素分泌减少，卵巢逐渐萎缩、失去功能，使白带缺乏。而白带具有湿润阴道、排泄废物、杀灭病菌的作用。显然白带缺乏会导致阴道干涩。另外，内分泌失调也会导致出现阴道干涩。

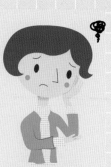

食用注意

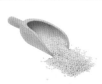

更年期出现的阴道干涩，中医将其分为肝肾阴虚型和肝郁脾虚型两种。对于肝肾阴虚型阴道干涩应以滋阴降火、滋补肝肾为主；肝郁脾虚型阴道干涩应以疏肝理气、健脾为主。对于西医来说，出现阴道干涩主要是身体缺乏B族维生素所致。可以吃富含雌激素类的食物，如豆腐、黄豆、豇豆、扁豆及其豆制品、小米、松仁等；可以吃富含B族维生素的食物，如小麦胚芽、猪腿肉、花生、里脊肉、火腿、黑米等。

奶油西红柿

原料： 西红柿250克，鲜牛奶100毫升，豌豆50克

调料： 味精、糖、盐各3克，淀粉适量，鸡油适量

做法：

①西红柿洗净切块，加糖拌匀；豌豆焯水，待用。

②用鲜牛奶加调料调成芡汁。

③水烧开，把西红柿、豌豆倒入锅内煮片刻，用先前调好的芡汁勾芡，不断搅动炒锅。

④待汤汁略浓，淋上鸡油即可出锅。

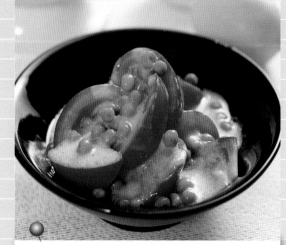

功效： 西红柿营养丰富，具有辅助缓解更年期阴道干涩的功效。本品适合更年期阴道干涩的女性食用。

鸡汁小白干

原料： 白豆腐干200克

调料： 盐3克，清鸡汤1000毫升

做法：

①将白豆腐干稍微冲洗净，锅中加水和少许盐烧沸后，下入白豆腐干焯水，捞出，备用。

②将清鸡汤倒入锅中烧开，放入盐，加入豆腐干煮10分钟。

③捞出凉凉后装盘即可。

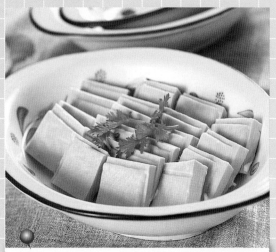

功效：豆腐干含有雌激素，能够帮助防治女性白带缺乏。本品有滋阴和清补之效，适合阴道干涩的更年期女性食用。

金橘蛋包汤

原料： 金橘3个，鸡蛋1个

调料： 姜2片，香油、食用油、盐、味精各适量

做法：

①金橘去皮切片状。

②锅置火上，入油烧热，将姜片爆香，倒入适量水煮开，放入金橘，转小火煮10分钟。

③打入鸡蛋煮熟，加盐、味精、香油调味即可。

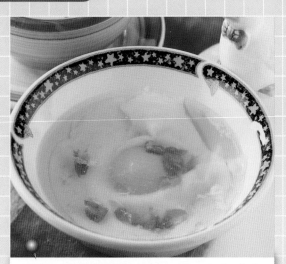

功效：鸡蛋可滋阴养颜；橘子能促进食欲、增强人体免疫力。本品具有良好的辅助减轻女性更年期阴道干涩的作用。

椰子银耳鸡汤

原料： 椰子半个，净鸡半只，水发银耳40克，蜜枣4枚，杏仁10克

调料： 盐3克，姜1片

做法：

①净鸡剁成小块，备用；椰子去壳，取肉，备用。

②水发银耳剪去硬梗，洗净；椰子肉、蜜枣、杏仁分别洗净。

③往锅中放入适量水，加入上述所有材料和姜片，待滚开后转小火煲约2小时，放盐调味即可。

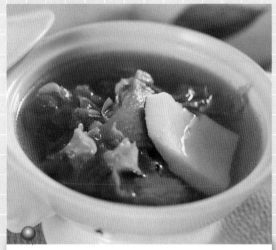

功效：银耳有养阴清热、润燥的功效。本品能够有效改善女性更年期阴道干涩的症状。

枸杞鹌鹑蛋鸡肝汤

原料： 鸡肝150克，枸杞叶10克，鹌鹑蛋100克

调料： 盐3克，生姜5克

做法：

①鸡肝洗净，切成片；枸杞叶洗净，沥干水分，备用。

②鹌鹑蛋入锅中煮熟剥去蛋壳；生姜洗净，切片。

③将鹌鹑蛋、鸡肝、枸杞叶、生姜一起加水煮5分钟左右。

④最后调入盐煮至入味即可。

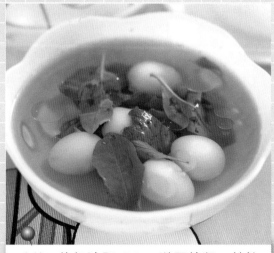

功效：枸杞清肝明目、滋阴补肾；鹌鹑蛋可补益气血。本品有滋补肝肾、强身之效，可改善女性更年期阴道干涩。

猪骨黄豆粥

原料： 黄豆、猪骨、大米各适量

调料： 盐4克，味精1克，姜丝10克，葱花少许

做法：

①大米淘净；猪骨洗净，斩件；黄豆泡好洗净。

②猪骨入锅，加清水、盐、姜丝，大火烧开，下入大米煮至米粒开花，改中火，加入黄豆熬煮。

③改小火熬煮成粥，调入盐、味精调味，撒上葱花即可。

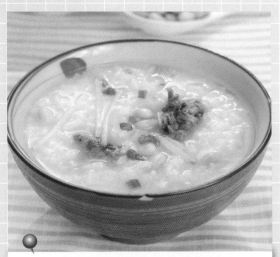

功效：黄豆可以防止因身体缺乏B族维生素出现阴道干涩。本品具有防治女性更年期阴道干涩的作用。

银花连翘甘草茶

原料： 金银花5克，连翘5克，甘草5克

调料： 白砂糖适量

做法：

①将金银花、连翘、甘草均洗净，向锅内加入400毫升清水，然后放入以上药材。

②先以大火煮开，然后转小火续煮20分钟。

③熄火，去除药渣、取汁，加入适量白砂糖拌匀即可。

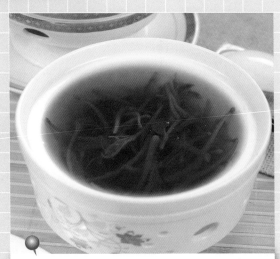

功效：金银花清热解毒；甘草有抗病毒、抗炎、缓急止痛之效。本品能有效减轻更年期阴道干涩的症状。

更年期外阴瘙痒

病症解析

外阴瘙痒指不同疾病引起的外阴瘙痒的症状。瘙痒严重时，坐卧不安，严重影响工作和学习。对于更年期出现的外阴瘙痒，主要是由于体内雌激素分泌减少，卵巢衰弱导致阴道不得滋润，而其分泌物又有湿润和杀菌的作用，从而引起细菌感染和滋生。另外，卵巢衰弱导致的免疫力低下也是导致其发病的原因之一。

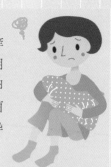

食用注意

对于肝经湿热型可以食用火龙果、梨、苹果、杨桃、山竹、葡萄柚、草莓、枇杷、西红柿、西瓜、苦瓜、芹菜、莲藕、山药、马齿苋、茭白、冬瓜、黄瓜、油菜、白菜等；对于阴虚血燥型可以食用海参、黑芝麻、桂圆肉、荔枝、银耳、燕窝等。更年期外阴瘙痒者在饮食方面最好清淡，多喝汤水，尽量不要食用过于重口味的食物。

凉拌山药火龙果

原料： 火龙果、山药各100克，柿子椒2个

调料： 芝麻酱、蒜头、糖、盐各适量

做法：

①山药削皮，洗净，切丝，下沸水中焯烫。

②火龙果去皮，用盐水洗净，切块；蒜头洗净，压成泥；柿子椒洗净，切斜片。

③将芝麻酱、糖、半匙盐和备好的食材一起搅拌均匀，入冰箱腌渍10分钟即可。

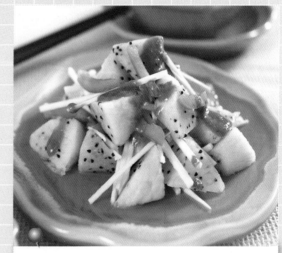

功效：火龙果具有预防便秘、增加骨质密度、增进食欲、缓解皮肤炎症等功效。本品可缓解外阴炎症引起的不适。

炒丝瓜

原料： 丝瓜300克，红甜椒30克

调料： 盐3克，鸡精2克，食用油适量

做法：

①丝瓜去皮，洗净，切块；红甜椒去蒂，洗净，切片。

②锅下油烧热，放入丝瓜块、红甜椒片炒至八成熟。

③加盐、鸡精调味，炒熟装盘即可。

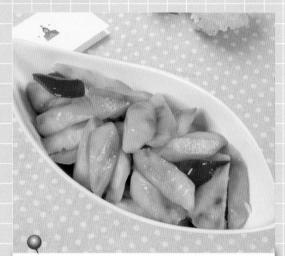

功效：丝瓜营养丰富，有清热、利尿、活血、通经等多种功效。本品可改善因炎症引起的阴部瘙痒。

地三鲜

原料： 土豆150克，茄子100克，青椒50克

调料： 盐2克，味精2克，食用油适量

做法：

①土豆、茄子洗净，切滚刀块；青椒洗净，切厚片。

②油烧热，先将土豆、茄子炸至金黄，再下入青椒稍炸后捞起。

③原锅留油，放入炸好的土豆、茄子、青椒和盐、味精炒匀，炒至入味即可。

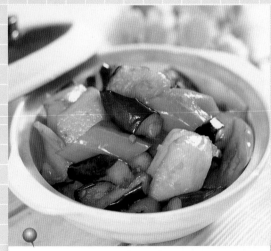

功效：土豆有和胃、解毒、消肿的功效；茄子可清热活血、消炎止痛。本品可增强免疫力、缓解外阴不适。

黄柏油菜排骨汤

原料： 排骨500克，油菜1000克，黄柏15克，

调料： 盐适量，鸡精5克

做法：

①油菜洗净，切段，备用；黄柏洗净，备用。

②排骨洗净，切成小段，用盐腌8小时至入味。

③锅上火，注入适量清水，放入排骨、黄柏一起煲2小时，加入油菜煲熟，调入鸡精、盐拌匀即可。

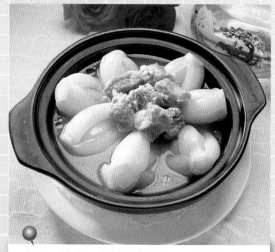

功效： 油菜可促进血液循环、清热解毒；排骨营养丰富，有滋阴润燥之效。本品可缓解因干涩引起的外阴瘙痒。

杨桃乌梅甜汤

原料： 杨桃1个，乌梅4枚，麦门冬15克，天门冬10克

调料： 冰糖1大匙

做法：

①将麦门冬、天门冬放入棉布袋；杨桃表皮以少量的盐搓洗，切除头尾，再切成片状。

②将药材与全部材料放入锅中，以小火煮沸，加入冰糖搅拌溶化。

③去药材，待汤降温后，即可食用。

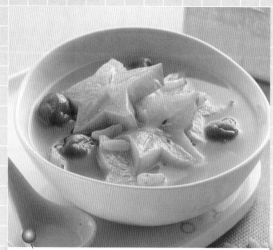

功效： 杨桃能迅速补充人体的水分而止渴，并使体内热随小便排出体外。本品能有效缓解外阴瘙痒。

菊花山楂绿茶

原料： 山楂25克，绿茶叶5克，菊花4克

调料： 白糖少许

做法：

①往砂锅中注入适量清水烧开，倒入洗净的山楂，大火煮沸后用小火煮约5分钟。

②取一个干净的茶杯，放入洗净备好的绿茶叶、菊花。

③盛入锅中的开水，至八九分满。

④盖上杯盖，泡约3分钟，至茶汁散出花香味。

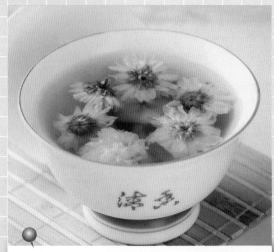

功效： 菊花有清热解毒的功效。本品可清热消肿，能有效缓解因炎症引起的外阴瘙痒等不适。

草莓百合糖水

原料： 甜玉米粒50克，草莓45克，鲜百合30克

调料： 冰糖适量

做法：

①草莓洗净，去蒂，切成瓣。

②往锅中加水，放洗过的玉米粒烧开，煮15分钟。

③加入冰糖和洗好的百合，再煮5分钟，放入切好的草莓。

④把锅中材料煮至沸腾，将煮好的糖水盛出即可。

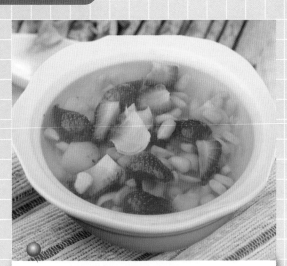

功效： 百合对促进皮肤细胞新陈代谢有益，具有养心安神、润燥清热的功效。本品可清热润燥、改善外阴不适症状。

更年期尿路感染

病症解析

尿路感染是指尿道黏膜或组织受到病原体的侵犯从而引发的炎症。根据感染部位可分为肾盂肾炎、膀胱炎等。尿路感染主要是由单一细菌引起的，其病原菌多为大肠埃希杆菌。对于更年期出现的这一病症，主要与机体性激素分泌减少，导致阴道干涩得不到滋润，从而引起细菌滋生繁殖。此外，还与个人卫生习惯有关。

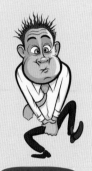

食用注意

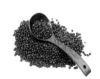

对于中医来讲，膀胱湿热型，饮食主要以清热利湿，利水通淋为主；肝胆湿热型，饮食以清肝利胆、通淋为主；脾肾气虚型，饮食以健脾补肾为主；肝肾阴虚型，则主要以滋阴降火、补肝肾为主。对于膀胱湿热型可食用绿豆、薏米、红豆、黄瓜、苦瓜、冬瓜等；对于肝胆湿热型可以食用菠菜、油菜、生菜等；对于脾肾气虚型可食用板栗、核桃、莲藕、红枣等；对于肝肾阴虚型可食用黑豆、黑芝麻、甲鱼、核桃等。

蒜蓉生菜

原料：蒜蓉10克，生菜500克

调料：盐3克，白糖3克，胡椒粉3克，鸡精3克，淀粉、香油各少许，食用油适量

做法：

①生菜洗净；炒锅洗净，锅内下适量油，猛火烧热，下入蒜蓉炒香后，下入生菜。

②加盐、白糖、胡椒粉、鸡精调味，以淀粉勾芡。

③最后再下入少许备好的香油，起锅装盘即可。

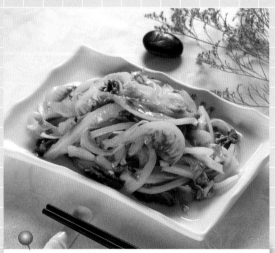

功效：生菜含水量很高，有利尿解毒的功效。本品可改善因小便潴留引起的尿路感染。

西红柿焖冬瓜

原料： 冬瓜500克，西红柿1个，甘草粉适量

调料： 食用油适量，盐3克，味精2克，姜末5克

做法：

①将冬瓜、西红柿洗净切块。

②炒锅入油，放入姜末炒香，再放入西红柿块翻炒半分钟。

③放入冬瓜、盐、味精和甘草粉，翻炒几下后加盖焖煮2分钟，再开盖翻炒至冬瓜熟透即可。

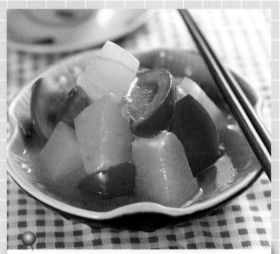

功效：冬瓜含蛋白质、维生素及矿物质等，有润肺生津、利尿消肿的功效。本品可有效缓解尿路感染引起的不适。

百合半夏薏米汤

原料： 半夏15克，薏米1杯，百合10克

调料： 冰糖适量

做法：

①将半夏、薏米、百合分别用清水洗净，备用。

②往锅中注入适量清水，大火煮开，再加入半夏、薏米、百合煮至薏米开花熟烂。

③最后加入冰糖调味，搅拌均匀，煮溶即可。

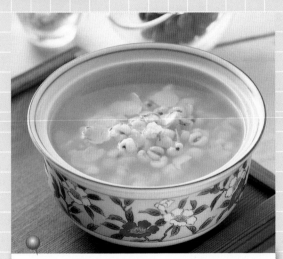

功效：薏米含有蛋白质、铁等营养元素，具有清热利湿的功效。本品可缓解因尿路感染引起的尿道灼热等症状。

苦瓜牛蛙汤

原料： 牛蛙250克，苦瓜200克，枸杞适量，冬瓜100克

调料： 盐6克，清汤适量，姜片3克

做法：

①将苦瓜去籽，洗净，切厚片，用盐水稍泡；冬瓜洗净，沥干水分，切片，备用；枸杞洗净。

②牛蛙处理干净，斩块，氽水，捞出，沥干，备用。

③净锅上火倒入清汤，调入盐、姜片烧开，下入牛蛙、苦瓜、冬瓜、枸杞煲至熟即可。

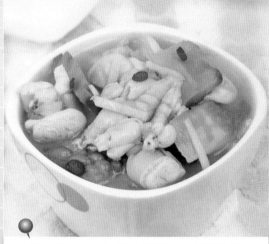

功效：苦瓜具有清热消暑、补肾健脾、滋肝明目的功效。本品能有效改善尿道不适症状。

鲜车前草猪肚汤

原料： 鲜车前草30克，猪肚130克，薏米、赤小豆各20克，蜜枣1枚

调料： 盐3克，生粉适量

做法：

①将鲜车前草、薏米、赤小豆洗净；猪肚翻转，用盐、生粉反复搓擦，用清水冲净。

②往锅中注水烧沸，加入猪肚氽至收缩，捞出切片。

③将砂煲内注入清水，煮滚后加入所有食材，以小火煲2.5小时，加盐调味即可。

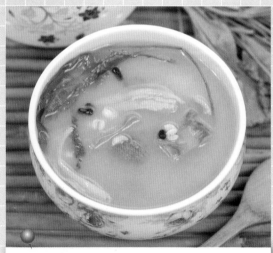

功效：猪肚中含有大量的维生素A、维生素E等成分，有健脾胃、利水等功效。本品可缓解尿道感染引起的不适。

薏米绿豆粥

原料： 大米60克，薏米40克，玉米粒、绿豆各30克

调料： 盐2克

做法：

①将大米、薏米、绿豆均泡发，洗净；玉米粒洗净。

②锅置火上，倒入适量的清水，放入大米、薏米、绿豆，以大火煮至开花。

③加入玉米粒煮至浓稠状，调入盐拌匀即可。

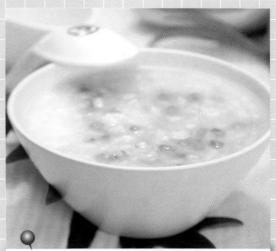

功效：绿豆能清热消暑、润喉止咳、明目降压、利尿消肿。本品对尿路感染有特殊功效。

金橘番石榴鲜果汁

原料： 番石榴半个，金橘8个，苹果1个

调料： 白糖2克

做法：

①将番石榴洗净，切块；金橘洗净，切开；苹果洗净，切块。

②将番石榴、金橘、苹果一起放入榨汁机中，加入冷开水和适量的白糖，一起搅打成果泥状。

③最后滤出果汁即可。

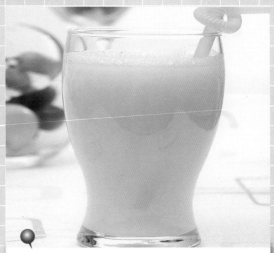

功效：金橘有助消化的功效，亦可增强人体免疫力。本品可改善因抵抗力下降引起的尿路感染。

更年期性生活质量下降

病症解析

更年期的性生活质量下降，大部分情况下都是由于更年期女性月经失调引起的。此外，有些女性到了更年期，体内雌激素水平下降，又有各种不同程度的神经和精神症状，情绪不稳定以及在心理和生理上对性生活的反感也会导致性生活质量下降。

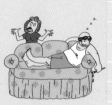

食用注意

饮食对身体、对情绪都有重大的影响，有针对性地进行饮食调养能够帮助改善更年期性生活。比如，可以适量多吃黑豆，黑豆能提高肾功能并有活血作用；可多吃一些海带、海藻等，海洋里的藻类所含的膳食纤维更为丰富，可以帮助调节激素的分泌；适量饮用豆浆，可补充泛酸，因为泛酸能够让人精神愉悦，缺乏泛酸则会让人脾气暴躁。还可以多吃水果，补充维生素C，维生素C可以帮助更年期女性调节压力，振奋精神。

杏鲍菇炒芹菜

原料： 杏鲍菇130克，芹菜70克，彩椒50克

调料： 盐3克，鸡粉少许，水淀粉3毫升，食用油适量，蒜末少许

做法：

①将芹菜洗净，切段；杏鲍菇洗净，切条；彩椒洗净，切条。

②往锅中注入适量清水烧开，放入少许盐、食用油，入芹菜、杏鲍菇和彩椒煮至断生，捞出。

③用油起锅，放入蒜末，爆香，倒入焯过水的食材，翻炒匀。

④加入少许盐、鸡粉，炒匀调味，淋入适量水淀粉，快速翻炒匀即可。

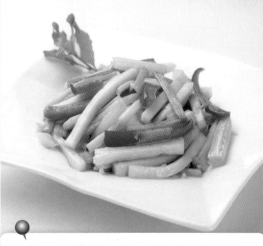

功效：芹菜别具芳香，不仅能促进食欲，还有怡情的功效。本品可改善更年期因性欲减退引起的性生活质量下降。

芝麻拌海藻

原料： 海藻100克，芝麻1茶匙

调料： 橄榄油、盐各适量

做法：

①将海藻洗干净，切成丝，用沸水焯熟，备用。

②油锅烧热，加入芝麻爆成金黄色，关火，捞起芝麻。

③把海藻放入盆中，加入适量的盐与橄榄油搅拌均匀。

④装盘，撒上芝麻即可。

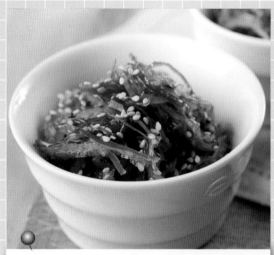

功效：芝麻营养丰富，可以帮助补充铁质，预防月经不调等。本品对于防治更年期性生活质量下降有一定作用。

姜汁豇豆

原料： 豇豆400克，老姜50克

调料： 醋5毫升，盐3克，香油5毫升，味精1克，糖少许

做法：

①豇豆洗净，焯熟，过水后切成长段，盛入盘中。

②将老姜洗净，切细、捣烂，用纱布包好，挤汁，备用。

③将醋、盐、香油、味精、糖和姜汁调匀，浇在豇豆上即可。

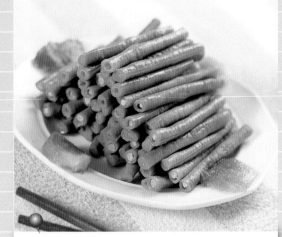

功效：豇豆富含脂肪、膳食纤维，有利于人体的新陈代谢，还有增进食欲的功效。本品有益肾填精的功效。

西红柿炒洋葱

原料： 西红柿100克，洋葱40克

调料： 食用油适量，盐2克，蒜末、葱段各少许

做法：

①将西红柿洗净，切小块；洋葱洗净，切小片。

②用油起锅，倒入蒜末爆香；放入洋葱片，快速炒出香味。

③倒入切好的西红柿翻炒片刻。

④加入少许盐调味，撒上葱段即可。

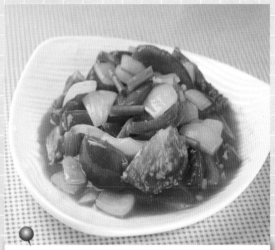

功效： 西红柿含大量番茄红素可维护性功能。女性多吃西红柿可激发性欲和激情，有效改善更年期性生活。

山药枸杞炖甲鱼

原料： 甲鱼1只，山药30克，枸杞20克，红枣5枚

调料： 盐5克，味精2克，生姜片10克

做法：

①将山药洗净浸水30分钟；枸杞、红枣洗净。

②甲鱼汆水，使其排出尿后，洗净切块；将全部材料放入炖盅内。

③加入适量开水，炖盅加盖，文火炖2~3小时，调入盐、味精即可。

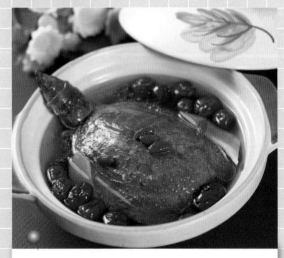

功效： 甲鱼能够增强身体的抗病能力及调节人体的内分泌功能。本品有补益肝肾的功效。

黑豆瘦肉粥

原料： 大米100克，黑豆20克，猪瘦肉30克，皮蛋1个

调料： 盐、味精、胡椒粉各少许，葱花适量

做法：

①大米洗净；黑豆洗净浸泡；猪瘦肉洗净，切片；皮蛋去壳，洗净切丁。

②往锅内加入适量水，放大米、黑豆煮至五成熟。

③再放猪肉、皮蛋煮至粥将成，加入适量盐、味精、胡椒粉调匀，撒上葱花即可。

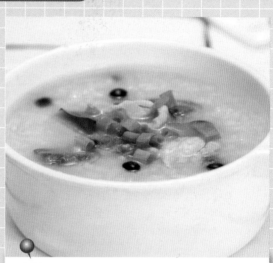

功效：黑豆乃肾之谷，可以缓解肾虚引起的不适。本品有强肾填精的功效，有利于更年期的性生活。

黑米粥

原料： 黑米150克

调料： 白糖20克

做法：

①黑米用清水洗净，捞出，沥干水分，备用。

②往锅中倒适量水，放入黑米，大火煲40分钟。

③转用小火煲15分钟，调入白糖即可食用。

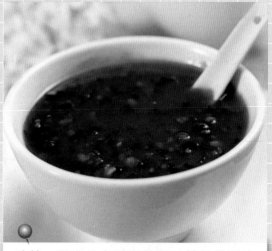

功效：黑米具有滋阴养颜、补益脾胃等功效。本品可滑涩补精，能有效提高更年期性生活质量。

豆浆南瓜球

原料： 南瓜50克，黑豆20克

调料： 白糖10克

做法：

①将黑豆洗净，用水泡8小时，放入果汁机搅打，倒入锅中煮沸。

②滤取汤汁，集成黑豆浆。

③南瓜削皮洗净，用挖球器挖成圆球，放入滚水煮熟，捞起沥干。

④将南瓜球、黑豆浆装碗，加入白糖搅匀即可食用。

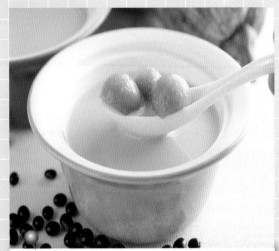

功效： 食用南瓜对泌尿系统疾病及前列腺增生有良好的治疗和预防作用。本品可缓解女性更年期引起的性欲下降。

樱桃汁

原料： 樱桃100克，凉白开水200毫升左右

调料： 蜂蜜适量

做法：

①樱桃去蒂洗净，沥干水分，备用。

②将樱桃倒入榨汁机中，加入适量的白开水，一起搅打成汁。

③搅打好后取汁倒入杯中，加入蜂蜜拌匀即可饮用。

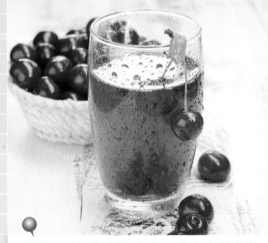

功效： 樱桃含有维生素、花青素等营养成分，有滋养肝肾，涩精的功效。本品可改善男性因肾虚导致的性生活障碍。

part 3

更年期的中医调养法

　　如今人们生活与工作的压力越来越大，而更年期作为人生重要的转换阶段，更是面临前所未有的糟糕状况：烦闷易躁的心情、让人既恼火又无奈的头痛、夜间狂出不止的虚汗、越来越差的记忆力等等，这些状况既让处于更年期的人痛苦不已，又波及周围，影响家庭和谐。

　　中医理论承载着我们世世代代的先祖同疾病作斗争的经验和理论知识，对更年期的各种不适症状有自己独到的治疗方法。本章节主要从中医理论出发，结合更年期常见的不适症状，详细介绍了更年期的中药调理法。在中药调理法中根据不同的症状，选取了相应的药材，如针对心烦失眠，酸枣仁就有很好的效果。希望本章能帮助处于更年期的人更好地度过更年期，让这一时期同样绽放人生的光彩。

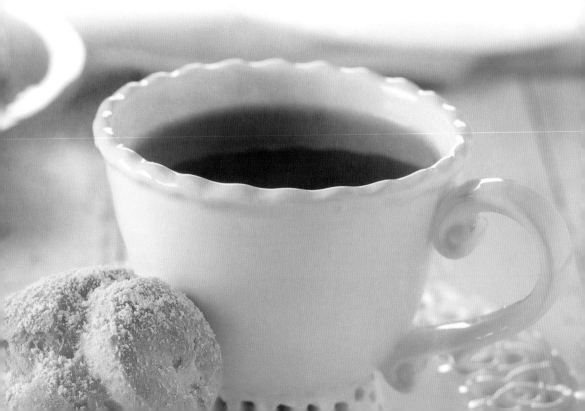

改善更年期情绪的药材

莲子

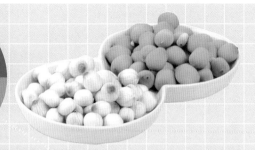

『别名』莲肉、莲实、莲米、水之丹。

性味归经：性平，味甘涩。归肾、心经。　保健养生剂量：10~20克。

功效： 莲子有清心醒脾、补脾止泻、安神明目、健脾补胃等功效。主治：心烦失眠、脾虚久泻、大便溏泄、久痢、腰疼、男子遗精、妇人赤白带下，还可预防早产、流产、孕妇腰酸。

✔ **最佳营养搭配**
- 莲子+茯神，安神助眠
- 莲子+猪肚，养心安神
- 莲子+百合，滋阴润燥

食用注意

①莲子不能与牛奶同服，否则会加重便秘。
②中满痞胀及大便燥结者忌服。

莲子炖猪肚

原料： 猪肚220克，水发莲子80克

调料： 盐2克，鸡粉、胡椒粉各少许，料酒7毫升，姜片、葱段各少许

做法：

①猪肚洗净切条；锅中注入适量清水烧开，放入猪肚条，拌匀，淋入少许料酒，拌匀，煮约1分钟。
②往砂锅中注入适量清水烧热，倒入姜片、葱段，放入氽过水的猪肚，倒入洗净的莲子，淋入少许料酒。
③转小火煮约2小时，至食材熟透，
④加入少许盐、鸡粉、胡椒粉，拌匀，煮至食材入味，盛出即可。

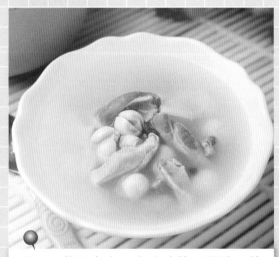

功效：莲子有宁心安神功效；猪肚可补中益气、健脾胃、补虚损。本品尤其适合更年期失眠者、神经衰弱者食用。

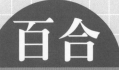

百合

『别名』番韭、山丹、倒仙、强瞿。

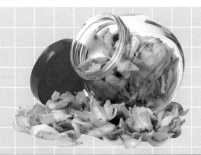

性味归经：性微寒、味甘。归心、肺经。　　**保健养生剂量：**5~15克。

功效：百合有滋阴润肺、止咳化痰、清心安神的功效，主治肺热久咳、热病后余热未清、虚烦惊悸、神志恍惚、脚气、浮肿、阴虚久咳、痰中带血、热病后期、情志不遂所致的失眠多梦、痈肿、湿疮等。

✔最佳营养搭配

- ☑ 百合+牛肉，安神助眠
- ☑ 百合+蜂蜜，滋阴润燥
- ☑ 百合+玉米，美容养颜

食用注意

①百合不宜多食，以免上肺气。
②清心宜生用，润肺宜蜜炙用，其中风寒咳嗽、脾胃不佳者忌食。

百合玉米蜂蜜粥

原料：玉米粒、百合各20克，大米100克

调料：蜂蜜适量

做法：
①玉米粒、百合清洗干净；大米泡发洗净。
②锅置火上，注入适量清水后，放入大米、玉米、百合，用大火煮至米粒绽开。
③用汤勺搅拌一下，然后改用小火将粥煮至浓稠状。
④盛出装入碗中，可根据个人口味调入适量蜂蜜。

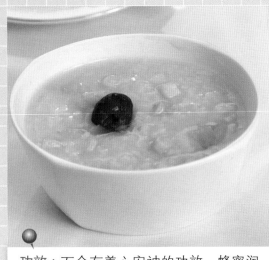

功效：百合有养心安神的功效；蜂蜜润肺、清心、排毒。本品适合更年期阴虚火旺引起的热灼心烦。

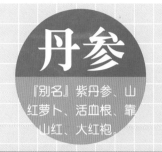
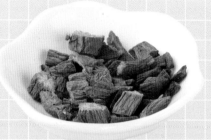

丹参

『别名』紫丹参、山红萝卜、活血根、靠山红、大红袍。

性味归经：性微温，味苦。归心、肝经。　保健养生剂量：5~10克。

功效：丹参具有活血化瘀、安神宁心、排脓、止痛的功效，主要用于治疗心绞痛、月经不调、痛经、闭经、血崩带下、瘀血腹痛、骨节疼痛、惊悸不眠、恶疮肿毒等病症。

✔ **最佳营养搭配**

- ✅ 丹参+何首乌，宁心安神
- ✅ 丹参+赤芍，凉血活血
- ✅ 丹参+陈皮，活血行气

食用注意

①出血不停的人慎用；服用后有不良反应者，应减少用量。
②丹参不宜与阿司匹林同用。

丹参赤芍饮

原料：丹参2克，陈皮1克，赤芍1克，何首乌2克

调料：红糖适量

做法：
①将准备好的丹参、陈皮、赤芍、何首乌用洁净的消毒纱布包起来，把做好的药包放入茶杯中。
②锅置火上，加入适量清水，大火将水烧开。
③将热开水倒入装有药包的杯中，加盖浸泡。
④静置10分钟，待有效成分溶出后可调入少许红糖饮用。

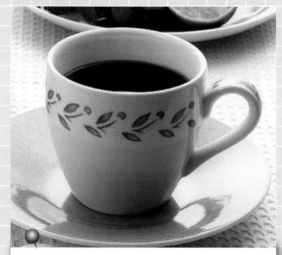

功效：丹参能改善心脏功能；赤芍有凉血活血的功效。本品可防治心血管疾病，缓解心慌、心绪不宁等症状。

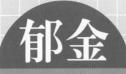
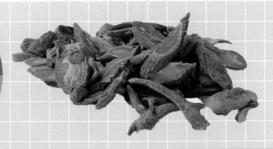

郁金

『别名』黄郁

性味归经：性凉，味苦。归肝、心经。　　　保健养生剂量：3~10克。

功效： 郁金具有行气活血、疏肝解郁、清心开窍、清热凉血的功效，主治胸胁脘腹疼痛、月经不调、痛经闭经、跌打损伤、热病神昏、情志不舒、血热吐衄、血淋、黄疸等病症。

✔ **最佳营养搭配**

- 郁金+川七，平心安神
- 郁金+丹参，凉血活血
- 郁金+甜菊叶，疏肝解郁

食用注意

①郁金分为广郁金和川郁金，一般用广郁金较多。

②阴虚失血及无气滞血瘀者忌服；孕妇慎服。

郁金川七茶

原料： 郁金10克，七叶胆、丹参、甜菊叶、川七各5克

做法：

①将备好的郁金，七叶胆、丹参、甜菊叶、川七放入壶中。

②锅置火上，加入适量清水，大火将水烧开。

③将热开水倒入装有药材的壶中，加盖浸泡。

④静置20分钟，待有效成分溶出后，取一茶杯，将茶汤倒入杯中，温度适中时即可饮用。

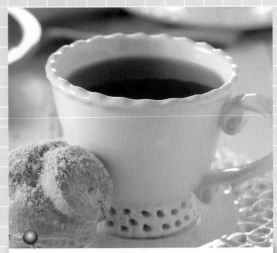

功效： 郁金善于疏肝解郁、清心开窍；七叶胆可降脂降压、清热除烦。本品可安神养颜、调节情绪。

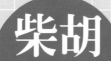
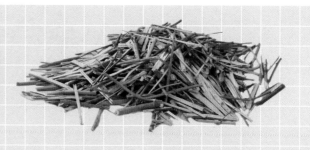

柴胡

『别名』地熏、山菜、茹草、柴草。

性味归经：性微寒，味苦。归肝、胆经。　　**保健养生剂量**：3~9克。

功效：柴胡有和解表里、疏肝、升阳等功效，主治寒热往来、胸满肋痛、口苦耳聋、头痛目眩、疟疾、下利脱肛、月经不调、子宫下垂等病症。柴胡疏肝效果好，对肝郁引起情志不舒有一定缓解作用。

✔ 最佳营养搭配

- 柴胡+西洋参，补气疏肝
- 柴胡+丹参，疏肝凉血
- 柴胡+醋，行气解郁

食用注意

①柴胡和白芍常配伍同用，可缓和柴胡对身体的刺激作用。
②由于肝火上逆所致的头胀、耳鸣等症者用量不宜过大。

柴胡洋参茶

原料：柴胡6克，西洋参6克，丹参3克，乌龙茶3克

调料：食醋少许

做法：
①将柴胡、西洋参、丹参、乌龙茶放入壶中。
②锅置火上，加入适量清水，大火将水烧开。
③将热开水倒入装有药材的壶中，加盖浸泡。
④静置10分钟，待有效成分溶出后，取一茶杯，将茶汤倒入杯中，加入少许食醋即可饮用。

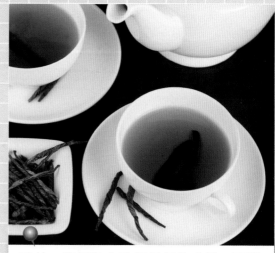

功效：柴胡具有疏肝解郁的功效；西洋参具有益肺阴、清虚火、生津止渴等功效。本品具有抗压解郁的作用。

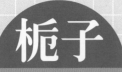

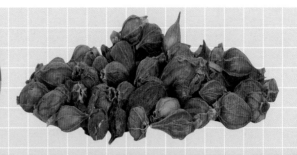

栀子

『别名』木丹、鲜
支、黄鸡子、黄荑
子。

性味归经：性寒，味苦。归心、肝、肺经。　保健养生剂量：5~10克。

功效： 栀子具有泻火除烦、清热利湿、凉血解毒等功效，常用于治疗热病、虚烦不眠、黄疸、淋病、消渴、目赤、咽痛、吐血、衄血、血痢、尿血、热毒疮疡、扭伤肿痛等病症。

✔ **最佳营养搭配**

- 栀子+红豆，宁心安神
- 栀子+苦丁，泻火除烦
- 栀子+薏米，清热利湿

食用注意

①以生栀子研末，用面粉、蛋清调匀，湿敷患处，还可治疗痔疮热痛。

②栀子苦寒伤胃，脾虚便溏者不宜用；虚火上升者忌用。

栀子红豆粥

原料： 水发薏米90克，水发红豆80克，糙米130克，栀子4克

调料： 白糖适量

做法：

①将栀子、薏米、糙米、红豆用清水洗净；往砂锅中注入适量清水，用大火烧热。

②放入栀子、薏米、糙米、红豆，搅匀，盖上锅盖，烧开后转小火煮60分钟至食材熟软。

③揭开锅盖，加入少许白糖，持续搅拌片刻至白糖溶化。

④关火后将煮好的粥盛出，装入碗中即可。

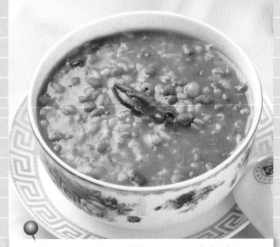

功效： 红豆具有健脾养胃、利水除湿、清热解毒等功效；栀子具有泻火除烦的功效。本品可降肝火，除烦躁。

陈皮

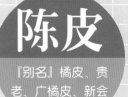

『别名』橘皮、贵老、广橘皮、新会皮、广陈皮。

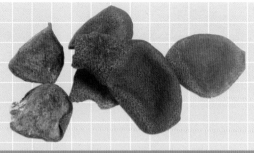

性味归经：性温，味苦、辛。归脾、胃、肺经。　　　**保健养生剂量**：3~10克。

功效：陈皮具有理气、健脾、调中、燥湿、化痰的功效。主要用于治疗脾胃气滞之脘腹胀满或疼痛、消化不良、湿浊阻中之胸闷腹胀、纳呆便溏、痰湿壅肺之咳嗽气喘等病症。陈皮气味芳香，有行气解郁的功效，可以和缓情绪。

✔ 最佳营养搭配

- 陈皮+酸枣仁，宁心安神
- 陈皮+青皮，疏肝解郁
- 陈皮+甘草，行气化痰

食用注意

①在日常生活中，陈皮也常用来泡茶，但不宜过量饮用，以免损伤元气。

②气虚、阴虚燥咳者不宜；吐血症患者慎服，且不适合单味使用。

陈皮甘草茶

原料：陈皮5克，甘草5克

做法：

①将陈皮用清水冲洗干净，甘草切成小块，然后将两味药材同置于准备好的茶壶中。

②锅置火上，加入适量清水，大火将水烧开。

③将热开水倒入装有药材的壶中，加盖浸泡。

④静置5分钟，待有效成分溶出后，取一茶杯，将茶汤倒入杯中，温度适中时即可饮用。

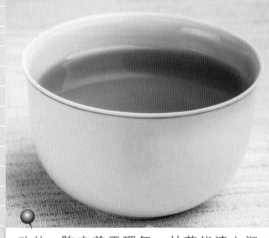

功效：陈皮善于理气；甘草能清心润肺。本品对气机不畅、肝火过盛导致的情志不遂有一定的纾解作用。

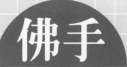

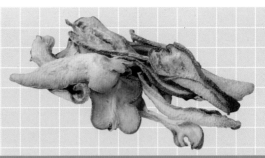

佛手

『别名』五指柑、佛手柑、佛手片、蜜罗柑、福寿柑。

性味归经：性温，味辛。归肝、脾、胃经。　　保健养生剂量：3～10克。

功效： 佛手具有舒肝理气、和中止痛、化痰止咳的功效，主要用于治疗肝郁气滞、胸闷胁痛、肝胃不和、脘痛胀痛、嗳气呕吐、泻痢后重、咳嗽痰多等常见病症。佛手对于肝郁气滞引起的心情烦闷有一定的改善作用。

✔ **最佳营养搭配**

- 佛手+生地黄，补肾滋阴
- 佛手+牡丹，凉血理气
- 佛手+鸭肉，养心除烦

食用注意

①佛含有挥发性精油，最好不要使用搁置时间长、有效成分挥发的佛手。
②阴虚血燥、气无郁滞者慎服。

佛手鸭汤

原料： 鸭肉块400克，佛手、枸杞、山楂干各10克

调料： 盐、鸡粉各2克，料酒适量

做法：
①往锅中注清水烧热，倒入切好的鸭肉，淋入料酒，拌匀，略煮片刻，汆去血水。
②往砂锅中注入适量清水，倒入鸭肉，倒入佛手、山楂干、枸杞，拌匀。
③淋入料酒，用大火烧开后转小火续煮2小时至食材熟透。
④加盐、鸡粉，拌匀，煮至食材入味，盛出即可。

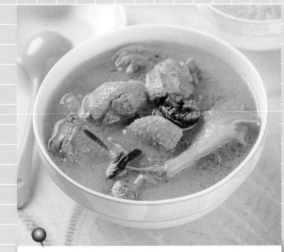

功效： 鸭肉可益气补虚、除烦安神；佛手舒肝解郁。本品可改善更年期肝火旺盛导致的情绪易怒。

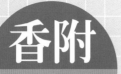

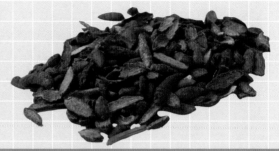

香附

『别名』雀头香、莎草根、香附子、雷公头、香附米。

| 性味归经：性平，味辛、苦。归肝、三焦经。 | 保健养生剂量：6~10克。 |

功效： 香附具有理气解郁、调经止痛的功效，主治肝郁气滞、胸胁痞满、脘腹胀痛、疝气疼痛、月经不调、经行腹痛、闭经、崩漏带下、胎动不安等病证。肝气不舒容易导致情志抑郁，可以借香附理气解郁的功效，调节情绪。

✔ **最佳营养搭配**

- ✅ 香附+栀子，清心安神
- ✅ 香附+大米，调经止痛
- ✅ 香附+陈皮，行气解郁

食用注意

①凡气虚无滞、阴虚血热者忌服。

②使用香附炖汤或煮粥时，最好不使用铁制器具，因香附中的成分易与铁发生反应。

栀子香附粥

原料： 香附8克，栀子10克，水发大米160克

做法：

①将香附、栀子用清水洗净；往砂锅中注入适量清水烧开，倒入洗净的香附、栀子。

②盖上锅盖，用小火炖煮15分钟，至药完全析出有效成分，揭开盖，将药材渣捞干净。

③倒入洗好的大米，盖上锅盖，用小火煮炖30分钟，至米粒熟透。

④揭开盖，搅拌片刻，关火后将炖煮好的粥盛出，装入碗中即可。

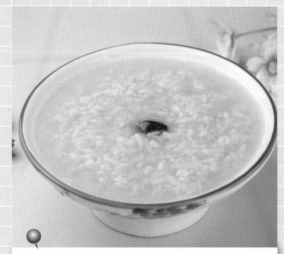

功效： 栀子有泻火除烦的功效，香附可疏肝解郁。本品适用于外感热病，邪郁上焦导致的心胸烦闷、睡卧不安。

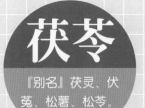
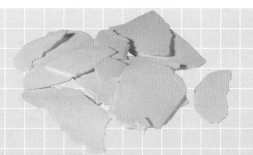

茯苓

『别名』茯灵、伏菟、松薯、松苓。

性味归经：性平，味甘、淡。归心、脾经。　保健养生剂量：3~5克。

功效：茯苓具有利水渗湿、健脾补中、宁心安神的功效，主治小便不利、浮肿胀满、痰饮咳嗽、食少脘闷、呕吐、泄泻、心悸不安、失眠健忘、遗精白浊等病症。

✔ 最佳营养搭配

- 茯苓+灵芝，宁心安神
- 茯苓+绿茶，清热除烦
- 茯苓+陈皮，行气化湿

食用注意

①虚寒精滑或气虚下陷者忌服。不与白敛、地榆、雄黄、龟甲等共同使用。

②茯神性味与茯苓相同，但长于镇静安神。两者常配伍使用，如养心汤。

灵芝茯苓茶

原料：灵芝10克，茯苓22克，桑枝15克，绿茶6克

做法：

①将准备好的灵芝、茯苓、桑枝放入壶中。

②锅置火上，加入适量清水，大火将水烧开。

③将热开水倒入装有药材的壶中，加盖浸泡。

④静置20分钟，待有效成分溶出后，加入滤绿茶闷3分钟，取一茶杯，将茶汤倒入杯中，温度适中时即可饮用。

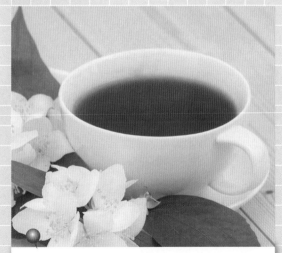

功效：灵芝具有益气血、安心神、健脾胃等功效；茯苓具有宁心安神的功效。本品可缓解更年期情绪不安。

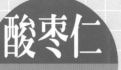

酸枣仁

『别名』枣仁、酸枣核。

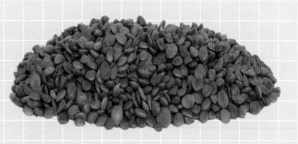

性味归经：性平，味甘。归心、脾、肝、胆经。

保健养生剂量：10~15克。

功效： 酸枣仁具有养肝、宁心安神、敛汗的功效，用于心肝血虚引起的心烦不安、心悸怔忡、失眠、神志不守、恐怖惊惕、常多恍惚、易于健忘、睡卧不宁等，同时有益阴敛汗的功效，可治疗自汗、盗汗。

✔ **最佳营养搭配**

- 酸枣仁+茯神，宁心安神
- 酸枣仁+远志，安神助眠
- 酸枣仁+百合，清心泻火

食用注意

①本品药性缓和，在安神的同时又有一定的滋养强壮作用，一般宜炒用。
②凡有实邪郁火及患有滑泄症者慎服。

六神安神鸡汤

原料： 鸡腿1只，酸枣仁15克，何首乌15克，茯神15克，百合15克，红枣10枚

调料： 盐少许

做法：
①将酸枣仁拍裂备用；鸡腿洗净，剁成块。
②往锅中注入适量清水烧开，加入适量盐，将鸡腿倒入沸水中氽去血水，捞出，沥干备用。
③将所有药材放入纱布袋，加水浸泡约20分钟。
④将所有材料放入锅中，大火煮滚后改小火炖约40分钟，加入少许食盐即可。

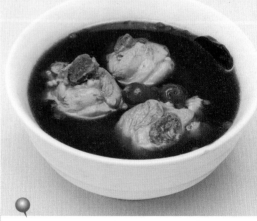

功效： 鸡肉益气养血；茯神、何首乌、百合、红枣皆有安神宁心的功效。本品能提高睡眠质量，安稳心绪。

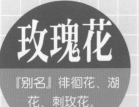 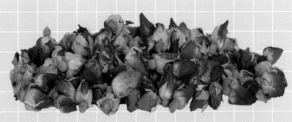

玫瑰花

『别名』徘徊花、湖花、刺玫花。

性味归经：性温，味甘、微苦。归肝、脾经。

保健养生剂量：6~15克。

功效： 玫瑰花具有理气解郁、活血散瘀等功效，用于治疗肝胃气痛、月经不调、赤白带下以及肠炎、吐血咯血等病症。玫瑰花的味道清香幽雅，能令人缓和情绪、纾解抑郁，能改善更年期内分泌失调。

✔ **最佳营养搭配**

- 玫瑰花+灯心草，疏肝解郁
- 玫瑰花+丹参，凉血活血
- 玫瑰花+柠檬，美容养颜

食用注意

①一般花店卖的玫瑰花含大量的农药，故不宜内服或外用。

②玫瑰花性温，不宜夏季天天都喝。

玫瑰花灯心茶

原料： 玫瑰花瓣10克，灯心草3克

做法：

①将10克玫瑰花瓣，3克灯心草一起放入茶壶中。

②锅置火上，加入适量清水，大火将水烧开。

③将热开水倒入装有药材的壶中，加盖浸泡。

④静置3分钟，待有效成分溶出后，取一茶杯，滤取茶汤倒入杯中，温度适中时即可饮用。

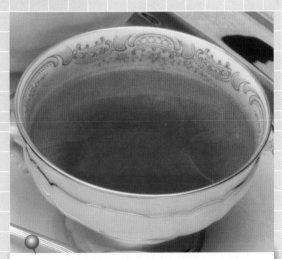

功效： 玫瑰花可缓解紧张抑郁的心情；灯心草具有清心除烦的功效。本品可缓解由于心肝火旺导致的心情烦躁。

茉莉花

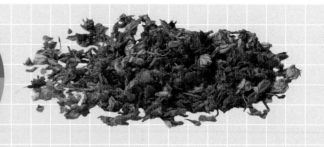

『别名』小南强、狎客、奈花、萼绿君、华。

性味归经：性温，味辛、甘。归肝、脾、胃经。　　保健养生剂量：3~5克。

功效：茉莉花有理气止痛、温中和胃、消肿解毒、强化免疫系统的功效，并对痢疾、腹痛、结膜炎及疮毒等具有很好的消炎解毒作用。茉莉花还有松弛神经的功效，可缓解紧张情绪，保持情志稳定。

✔ **最佳营养搭配**
- 茉莉花+枸杞，滋阴宁神
- 茉莉花+柠檬，美容养颜
- 茉莉花+陈皮，行气解郁

食用注意

①女性月经期慎食。
②茉莉花辛香偏温，火热内盛，燥结便秘者慎食。

枸杞茉莉花粥

原料：枸杞、茉莉花各适量，油菜10克，大米80克

调料：盐2克

做法：
①大米用清水洗净，浸泡30分钟后捞出，沥水备用；枸杞、茉莉花分别洗净沥干；油菜洗净，切丝。
②锅置火上，注入适量清水后，放入大米，用大火煮至米粒绽开。
③加入适量的枸杞同煮片刻，用汤勺搅拌均匀，然后改用小火继续煮，至粥浓稠。
④撒上茉莉花、油菜丝，加盐拌匀，盛出装入碗中即可。

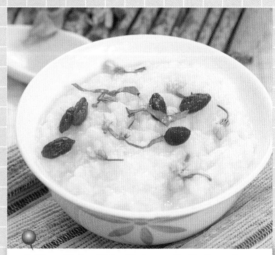

功效：枸杞滋肾补肝；茉莉花理气止痛。本品可使人心神安宁，亦可缓解经前乳房胀痛、焦虑等症。

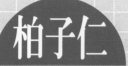

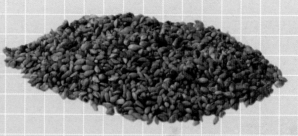

柏子仁

『别名』柏实、柏子、柏仁、侧柏子。

性味归经：性平，味甘。归心、肾、大肠经。　保健养生剂量：6~15克。

功效： 柏子仁具有养心安神、润肠通便的功效，主治惊悸、失眠、遗精、盗汗、便秘等症。柏子仁可治劳欲过度、心血亏损、精神恍惚、夜多怪梦、怔忡惊悸、健忘遗泄，常服宁心定志、补肾滋阴。

✔ 最佳营养搭配

- ⊘ 柏子仁+酸枣仁，养心安神
- ⊘ 柏子仁+远志，宁心定志
- ⊘ 柏子仁+猪肝，补血养心

食用注意

①柏子仁易走油，不宜暴晒，不宜存放时间过久。
②便溏及痰多者忌服。

双仁菠菜猪肝汤

原料： 猪肝200克，菠菜两棵，酸枣仁10克，柏子仁10克

调料： 盐两小匙

做法：
①将酸枣仁、柏子仁装在洁净的棉布袋中，扎紧。
②猪肝用清水洗净，切片；菠菜去根，洗净切段。
③将布袋放入锅中，加4碗水熬高汤，熬至约剩3碗水。
④猪肝汆烫捞起，和菠菜一起加入高汤中，待水一滚沸即熄火，加盐调味即可。

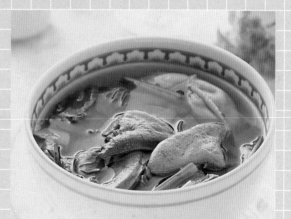

功效： 酸枣仁和柏子仁可用于心肝血虚引起的心烦不安、失眠。本品适用于缓解更年期情绪烦躁。

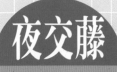

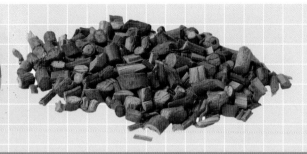

『别名』夜交藤、首乌藤、何首乌藤、夜交屯

性味归经：性平，味甘。归心、肾、肝经。　保健养生剂量：9~15克。

功效： 夜交藤有安神养血、祛风通络的功效，主治阴虚血少、虚烦不眠、风湿痹痛、皮肤痒疹等症。夜交藤味甘而补，适用于阴虚血少之失眠多梦、心悸怔忡、头目眩晕等症，能很好地改善更年期心绪不宁等症状。

✔ **最佳营养搭配**

- 夜交藤+麦豆，养血安神
- 夜交藤+合欢花，改善失眠
- 夜交藤+乌鸡，滋阴助眠

食用注意

①对夜交藤过敏者，即服用后全身皮肤发疹、出稀疏疹子者慎服。
②躁狂属实火者慎服。

夜交藤麦豆汤

原料： 夜交藤15克，水发黑豆90克，浮小麦80克

调料： 盐2克，鸡粉2克

做法：

①往砂锅中注入适量清水烧开，放入洗净的夜交藤、黑豆。
②再加入洗好的浮小麦，搅匀，盖上盖子，烧开后用小火炖1小时，至黑豆熟烂。
③揭开盖，加入适量盐、鸡粉，搅拌均匀，使食材入味。
④关火后盛出炖煮好的汤料，装入碗中，待稍微放凉后即可食用。

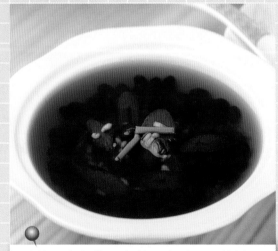

功效： 夜交藤具有养血安神、通络祛风的功效。本品适用于失眠、多汗、血虚身痛、精神不济等症。

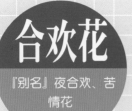

合欢花

『别名』夜合欢、苦情花

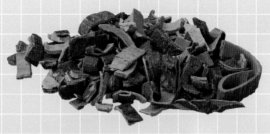

性味归经：性甘、平，味苦。归心、脾经。

保健养生剂量：5~10克。

功效： 合欢花解郁安神、滋阴补阳、理气开胃、活络止痛，可治疗郁结胸闷、失眠、健忘，能安五脏、和心志、悦颜色，有较好的强身、镇静、安神、美容的作用，是治疗神经衰弱的佳品。

✔ **最佳营养搭配**

- 合欢花+小米，解郁安神
- 合欢花+菊花，清热解毒
- 合欢花+蜂蜜，美容养颜

食用注意

①合欢花不与绿豆同食，以免降低药效。
②阴虚津伤者慎用合欢花，孕妇和小孩儿忌用合欢花。

合欢花小米粥

原料： 小米150克，红枣10克，菊花5克，合欢花5克

调料： 冰糖少许

做法：

①往砂锅中注入适量清水，倒入洗净的小米，拌匀，放入洗净的合欢花、红枣、菊花，拌匀。
②盖上锅盖，用大火煮开后转小火，续煮1小时至食材熟透。
③揭盖，倒入少许冰糖，拌匀，煮至溶化。
④关火后盛出煮好的粥，装入碗中，待稍微放凉后即可食用。

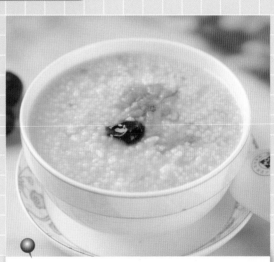

功效： 小米具有补益虚损、和中益肾等功效；合欢花有宁心安神的功效。本品可改善失眠导致的心情抑郁。

改善头痛、头晕的药材

天麻

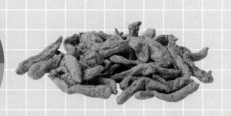

『别名』定风草、明天麻、冬彭。

性味归经：性平，味甘。归肝、肾、膀胱经。　保健养生剂量：3~9克。

功效：天麻具有熄风、定惊的功效，主治眩晕、头风头痛、肢体麻木、抽搐拘挛、半身不遂、语言蹇涩、急慢惊风、小儿惊痫动风。现代医学研究证明，天麻尚有明目和显著增强记忆力的作用。

✓ **最佳营养搭配**

- ✅ 天麻+何首乌，宁心安神
- ✅ 天麻+钩藤，熄风止痛
- ✅ 天麻+枸杞，滋补肝肾

食用注意

①使御风草根，勿使天麻，若同用，即令人有肠结之患。

②天麻不宜久煎。天麻的主要成分为天麻甙，遇热极易挥发。

天麻茶

原料：天麻10克

做法：

①天麻稍微用清水冲洗，然后放入准备好的砂锅中。

②砂锅置火上，加入适量清水，盖上锅盖，大火将水烧开。

③转小火继续煮20分钟，待有效成分更多地溶出。

④将天麻和药汤一起盛出装入碗中，温度适中时即可饮用。

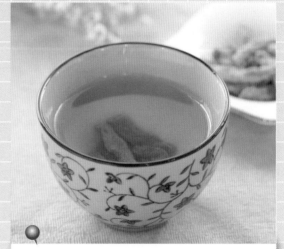

功效：天麻具有抗惊厥、镇痛和抗衰老的作用。本品主治肝阳上亢导致的内风、外风、头眩晕、头痛。

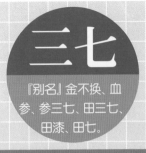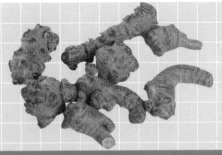

三七

『别名』金不换、血参、参三七、田三七、田漆、田七。

性味归经：性温，味甘、苦。归肝、胃经。 **保健养生剂量：3~9克。**

功效： 三七具有止血、散瘀、消肿、镇痛的功效，主要用于治疗吐血、咯血、衄血、便血、血痢、崩漏症瘕、产后血晕、恶露不下、跌打瘀血、外伤出血、痈肿疼痛等病症。三七对顽固性头痛效果较佳。

✔ **最佳营养搭配**
- 三七+大米，行气止痛
- 三七+当归，补血活血
- 三七+红枣，活血行气

食用注意

①气血亏虚所致的痛经、月经失调不宜服用三七。
②女性月经期间最好不要用三七，孕妇忌服。

三七粉粥

原料： 三七粉3克，红枣5枚，大米100克

调料： 红糖适量

做法：
①大米用清水洗净；红枣去核，洗净备用。
②将三七粉、红枣、大米一同放入锅中，加入适量清水。
③锅置火上，用大火煮至米粒熟软，然后改用小火将粥煮至浓稠状。
④待粥将成时，加入适量红糖搅拌溶化即可。

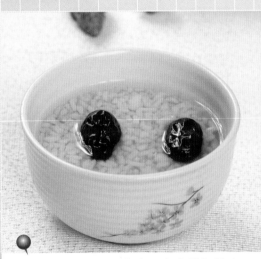

功效： 三七可活血化瘀；大米益气补虚；红枣、红糖均养血活血。本品可防治血脉瘀阻引起的头痛病症。

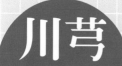
川芎

『别名』山鞠穷、雀脑芎、京芎、贯芎、抚芎、西芎。

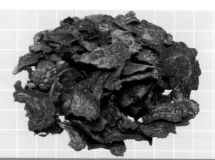

性味归经：性温，味辛。归肝、胆、心包经。　　**保健养生剂量：3~9克。**

功效： 川芎具有行气开郁、祛风燥湿、活血止痛的功效，用于治疗风冷头痛眩晕、寒痹痉挛、难产、产后瘀阻腹痛、痈疽疮疡、月经不调、闭经痛经、症瘕、胸胁刺痛、肿痛、风湿痹痛等病症。

✔ **最佳营养搭配**

- 川芎+郁金，散瘀止痛
- 川芎+白芍，凉血滋阴
- 川芎+三七，活血化瘀

食用注意

①川芎用量宜小，分量过大易引起呕吐、眩晕等不适症状。
②月经过多、出血性疾病、阴虚火旺、上盛下虚、气弱之人忌服。

郁金川芎茶

原料： 郁金15克，川七15克，川芎10克，红茶10克，白芍5克，藏红花5克

调料： 蜂蜜少许

做法：

①将郁金、川七、川芎、红茶、白芍、藏红花分别用水过滤，然后装入茶壶中。
②将沸水倒入装有药材的茶壶中，加盖浸泡。
③静置15分钟左右，取一茶杯，将药茶过滤取得的药茶汤倒入杯中。
④若要增加甜度，可根据个人口味酌量增加少许蜂蜜。

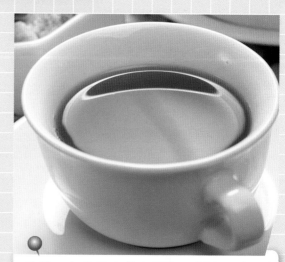

功效： 白芍具有养血柔肝、缓中止痛的功效；川芎为治头风头痛要药。此款茶饮具有活血化瘀、止痛的作用。

石菖蒲

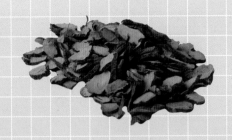

『别名』尧韭、尧时薤、阳春雪、苦菖蒲、昌本。

性味归经：性温，味辛、苦。归心、胃经。　　**保健养生剂量**：3~10克。

功效：石菖蒲具有开窍醒神、化湿和胃、宁神益志的功效，主治热病神昏、痰厥、健忘、耳鸣、耳聋、脘腹胀痛、风湿痹痛、跌打损伤等病症。石菖蒲具有化湿、豁痰的功效，故擅长治痰湿上扰头目导致的头昏、头痛。

✔ 最佳营养搭配

- ☑ 石菖蒲+天麻，熄风止痛
- ☑ 石菖蒲+西洋参，补气安神
- ☑ 石菖蒲+远志，宁神益志

食用注意

①石菖蒲属芳香药，挥发油系其有效成分，故入煎剂宜后下，注意不宜久煎。
②阴虚阳亢、汗多、精滑者慎服。

菖蒲天麻茶

原料：石菖蒲20克，天麻20克，西洋参15克，柴胡10克，玉竹10克

做法：
①将石菖蒲、天麻、西洋参、柴胡、玉竹装入茶壶中。
②锅置火上，加入适量清水，盖上锅盖，大火将水烧开。
③将沸水倒入装有药材的茶壶中，加盖浸泡。
④静置15分钟左右，取一茶杯，将药茶过滤，把取得的药茶汤倒入杯中即可。

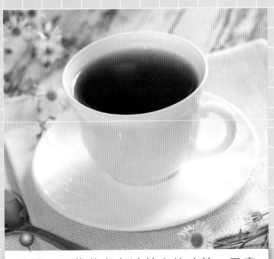

功效：石菖蒲有宁神益志的功效；天麻可用于头痛、痹痛。本品安神助眠，对改善更年期头痛有一定的效果。

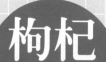

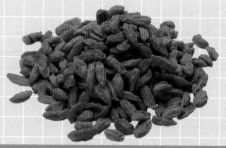

枸杞

『别名』杞子、红青椒、枸杞果、枸杞豆、血杞子。

性味归经：性平，味甘。归肝、肾经。

保健养生剂量：5~10克。

功效： 枸杞是滋肾、润肺的高级补品，除此以外，还有补肝、明目的功效，多用于治疗肝肾阴亏所致的头痛、腰膝酸软、头晕目眩、目昏多泪、虚劳咳嗽、消渴、遗精等病症。

✔ **最佳营养搭配**

- 枸杞+熟地黄，补肾益精
- 枸杞+百合，宁心安神
- 枸杞+菊花，疏肝名目

食用注意

①外邪实热、脾虚有湿及泄泻者不宜食用枸杞。

②如果枸杞的红色太过鲜亮，可能曾被硫黄薰过，吃起来会有酸味，不宜选购。

枸杞茶

原料： 枸杞15克

做法：

①枸杞用清水稍洗，然后放入备好的茶壶中。

②锅置火上，加入适量清水，大火将水烧开。

③将热开水倒入装有枸杞的茶壶中，加盖浸泡。

④静置10分钟左右，取一茶杯，将泡好的枸杞茶倒入杯中，温度适中时即可饮用。

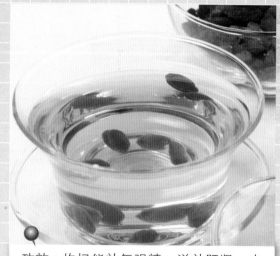

功效： 枸杞能补气强精、滋补肝肾。本品对于气血亏虚不养头目导致的头痛、目昏有一定的疗效。

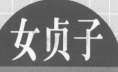

女贞子

『别名』女贞、女贞实、冬青子、白蜡树子。

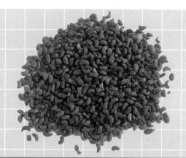

性味归经：性平，味苦、甘。归肝、肾经。　　保健养生剂量：6~12克。

功效： 女贞子具有补肝肾、强腰膝的功效，可用于治疗阴虚内热所致的头晕头痛、目花、耳鸣、腰膝酸软、须发早白。女贞子可滋补肝肾、明目乌发。

✔ **最佳营养搭配**

- 女贞子+红茶，清热除烦
- 女贞子+红枣，补血养颜
- 女贞子+桂圆，滋补肝肾

食用注意

①女贞子多煎煮成药汤内服；脾胃虚寒泄泻及阳虚者忌服。

②本品以黄酒拌后蒸制，可增强滋补肝肾作用，并使苦寒之性减弱，避免滑肠。

女贞子枣茶

原料： 红茶10克，女贞子20克，红枣20克

做法：

①将准备好的红枣、女贞子一起放入锅中，加适量清水；取一茶壶，将红茶倒入壶中。

②锅置火上，大火烧开后，转小火续煮15分钟。

③将药液倒入装有红茶的壶中，加盖静置5分钟。

④取一茶杯，滤取茶汤倒入杯中即可饮用。

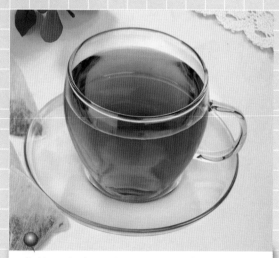

功效：女贞子主治肝肾阴虚、腰酸耳鸣；红枣可补血活血。本品对肝阳上亢所致的偏头痛或头顶痛效果较佳。

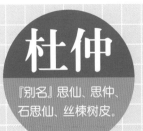

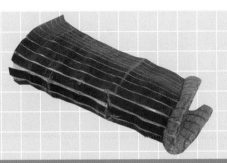

杜仲

『别名』思仙、思仲、石思仙、丝楝树皮。

性味归经：性温，味甘、微辛。归肝、肾经。　　**保健养生剂量：**6~10克。

功效：杜仲具有降血压、补肝肾、强筋骨、安胎气等功效，可用于治疗高血压引起的头痛，肝肾亏虚所致的腰脊酸疼、足膝痿弱、小便余沥、阴下湿痒、筋骨无力、妊娠漏血、胎漏欲堕、胎动不安等。

✔ **最佳营养搭配**

◎ 杜仲+绿茶，降压止痛
◎ 杜仲+乌鸡，强身壮骨
◎ 杜仲+熟地黄，补肾填精

食用注意

①阴虚火旺者慎服，且不与蛇皮、元参一起服用。
②将杜仲切细配上蒸馏酒，制成药酒，日常饮用有消除疲劳、滋养保健的作用。

杜仲茶

原料：杜仲6克，绿茶适量

调料：蜂蜜适量

做法：
①将杜仲研成粗末；取一茶杯，将绿茶倒入杯中。
②锅置火上，加入适量清水，大火将水烧开。
③用沸水冲泡绿茶，然后滤出绿茶水冲泡杜仲。
④可根据个人口味调入适量蜂蜜，搅匀即可饮用。

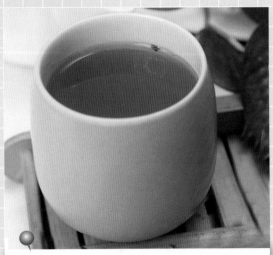

功效：杜仲可补肝肾、降血压，对高血压引起的头痛有一定的效果。本品可缓解头痛、耳鸣、记忆力减退等症。

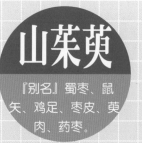

山茱萸

『别名』蜀枣、鼠矢、鸡足、枣皮、萸肉、药枣。

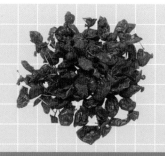

性味归经：性微温，味酸。归肝、肾经。

保健养生剂量：5~10克。

功效： 山茱萸具有补肝肾、涩精气、固虚脱的功效，主要用于治疗腰膝酸痛、头痛、眩晕、耳鸣、阳痿、遗精、小便频数、肝虚寒热、虚汗不止、心悸脉散、崩漏带下、月经过多等病症。

✔ 最佳营养搭配

- ⊘ 山茱萸+覆盆子，补肾固精
- ⊘ 山茱萸+菟丝子，补肾填精
- ⊘ 山茱萸+肉苁蓉，补肾壮阳

食用注意

①素有湿热、小便不利者不宜用本品。
②山茱萸一般不与与桔梗、防风、防己一同使用。

延龄长寿茶

原料： 菟丝子2克，肉苁蓉2克，枸杞2克，山茱萸2克，覆盆子2克，红茶10克

调料： 蜂蜜适量

做法：

①将准备好的菟丝子、枸杞、肉苁蓉、山茱萸、覆盆子一起放入锅中，加适量清水；取一茶壶，将红茶倒入壶中。

②锅置火上，大火将水烧开后，转小火续煮15分钟。

③将药液倒入装有红茶的壶中，加盖浸泡。

④将茶水倒入杯中，可根据个人口味调入适量蜂蜜，搅匀即可饮用。

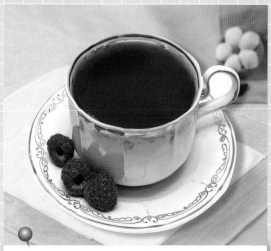

功效：菟丝子、枸杞、肉苁蓉、山茱萸都是滋补肝肾的佳品。本品适用于肾虚引起的头脑疼痛、头晕耳鸣。

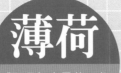

薄荷

『别名』人丹草、龙脑薄荷、南薄荷。

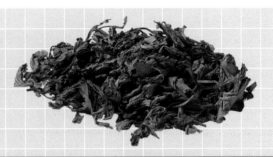

性味归经：性凉，味辛。归肝、肺经。

保健养生剂量：3~6克。

功效：薄荷具有疏风散热、辟秽解毒的功效。主治外感风热头痛、目赤、咽喉肿痛、食滞气胀、口疮、牙痛、疮疥红疹。现代医学证明，薄荷具有疏散风热、止痒、健胃、祛风、消炎等作用。

✔ **最佳营养搭配**

- 薄荷+灵芝，清热除烦
- 薄荷+蒲公英，清热解毒
- 薄荷+绿茶，清热明目

食用注意

①肺虚咳嗽、阴虚发热者不宜用薄荷
②因本品具有退乳的副作用，故哺乳期女性一般不宜多用。

薄荷灵芝茶

原料：薄荷5克，灵芝3克，炒麦芽5克

做法：

①将灵芝、炒麦芽放入锅中，加600毫升水，浸泡15分钟左右。
②锅置火上，大火将水烧沸后，放入薄荷，以小火续煮5分钟。
③熬煮期间可适当搅拌以使有效成分更多地溶出。
④关火，取一茶杯，滤取茶汤倒入杯中，温度适中时即可饮用。

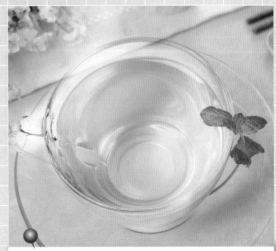

功效：灵芝可清热去火；薄荷能解郁醒脑，提振精神。此茶对于外感风热所致的头痛效果较佳。

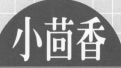

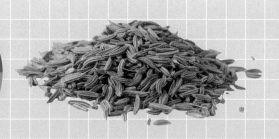

『别名』谷茴香、谷茴。

性味归经：性温，味辛。归肾、膀胱、胃经。　保健养生剂量：3~6克。

功效： 小茴香具有开胃进食、理气散寒、有助阳道的功效，主要治疗中焦有寒、食欲减退、恶心呕吐、腹部冷痛等病症。小茴香有温经祛寒、行气止痛的功效，可缓解寒湿气滞引起的头痛。

✔最佳营养搭配

- ✅ 小茴香+鹌鹑，补充营养
- ✅ 小茴香+肉桂，温中散寒
- ✅ 小茴香+陈皮，理气散寒

食用注意

①有实热、虚火者不宜使用小茴香。
②小茴香含的精油容易挥发，所以应密封，阴凉、避光保存。

肉桂茴香炖鹌鹑

原料： 鹌鹑3只，肉桂、胡椒各10克，小茴香20克，杏仁15克

调料： 盐少许

做法：
①鹌鹑去毛、内脏、脚爪，洗净；将肉桂、小茴香、胡椒、杏仁分别用清水洗净，备用。
②将鹌鹑放入煲中，加适量清水，大火煮开后，再加入肉桂、杏仁以小火炖2小时。
③最后加入小茴香、胡椒，焖煮10分钟，加盐调味。
④盛出装入碗中即可。

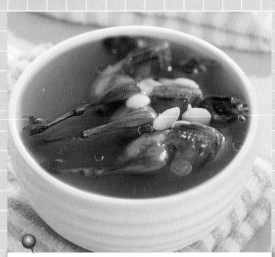

功效：小茴香疏肝解郁、理气止痛；肉桂有补火助阳、散寒止痛、活血通经的功效。本品可缓解寒湿痹痛。

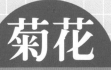
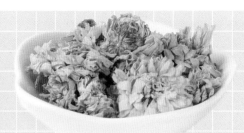

菊花

『别名』金精、甘菊、真菊、金蕊、簪头菊、甜菊花。

性味归经：性微寒，味甘、苦。归肺、肝经。　保健养生剂量：10~15克

功效：菊花具有疏风、清热、明目、解毒的功效，常用于治疗头痛、眩晕、目赤、心胸烦热、疔疮、肿毒等病症。将菊花、槐花一起用开水冲泡，代茶饮用，能治疗高血压。

✔ 最佳营养搭配
- 菊花+枸杞，清热解毒
- 菊花+蜂蜜，美容养颜
- 菊花+山楂，排毒瘦身

食用注意

①菊花是明目解热之佳品，气虚胃寒、食少泄泻患者宜少用。
②阳虚体质的人，如果一味地喝菊花茶，容易损伤正气，越喝越虚。

枸杞菊花粥

原料：枸杞20克，大米100克，菊花5克

调料：白糖适量

做法：
①将枸杞、大米分别用清水洗净，泡发备用。
②往砂锅中加水，放入枸杞、大米，大火烧开后，继续小火慢熬。
③待大米开花、枸杞煮烂，放入菊花，加盖闷5分钟。
④加适量白糖搅拌均匀，盛出装入碗中即可。

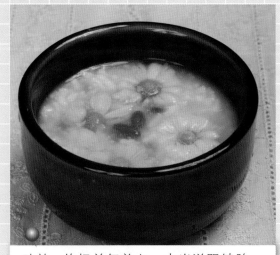

功效：枸杞益气养血；大米滋阴健脾；菊花疏风清热。本品对由气虚、血虚而致的头痛、头晕目眩有一定的帮助。

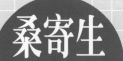

桑寄生

『别名』寄生草、寄生树、冰粉树。

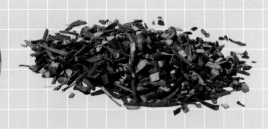

性味归经：性平，味苦。归肝、肾经。 | **保健养生剂量：**15~30克

功效： 桑寄生具有补肝肾、强筋骨、去风湿、通经络、安胎等功效，主治头晕头痛、腰膝酸痛、筋骨痿弱、脚气、风寒湿痹、胎漏血崩、产后乳汁不下等症。临床多应用此药来治疗高血压。

✔ 最佳营养搭配

- 桑寄生+排骨，补肾养肝
- 桑寄生+核桃，补肾填髓
- 桑寄生+何首乌，补精益肾

食用注意

①桑寄生性缓气和，可升可降，一般人均可服用，并无所忌。
②一定要选用正宗的桑寄生才有效果。

桑寄生药膳汤

原料： 排骨200克，核桃仁100克，何首乌40克，当归、熟地各15克，桑寄生25克

调料： 盐适量

做法：

①排骨洗净砍成大块；锅中注入适量清水烧开，加入适量盐，将排骨倒入沸水中汆烫，捞出沥干，备用。

②将核桃仁、何首乌、当归、熟地、桑寄生分别洗净。

③将备好的材料放入锅中，加3000毫升水，以小火煲3小时。

④起锅前加适量盐调味，盛出装入汤盆中即可。

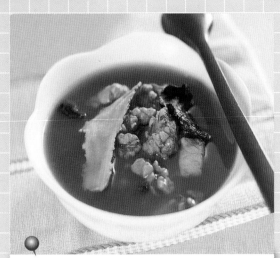

功效：排骨滋阴补血；核桃仁、何首乌补肾益脑。本品滋补肝肾，促进血液循环，可防治肝肾血虚所致的头痛。

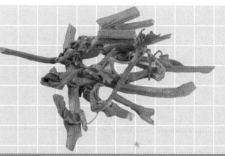

藿香

『别名』排香草、合香。

| 性味归经：性微温，味辛。归肺、脾、胃经。 | 保健养生剂量：5~10克。 |

功效：藿香具有利气、和中、辟秽、去湿的功效，主治感冒暑湿、寒热、头痛、胸脘痞闷、呕吐泄泻、疟疾、痢疾、口臭。藿香叶偏于发表，藿香梗偏于和中，鲜藿香解暑之功效强。

✔最佳营养搭配

- ⊘ 藿香+绿茶，清热解毒
- ⊘ 藿香+薄荷，解暑热
- ⊘ 藿香+陈皮，行气化湿

食用注意

①阴虚火旺、胃弱欲呕及胃热作呕、中焦火盛热极、温病、热病、作呕作胀的患者禁用。
②藿香含挥发油较多，应放在离热源较远的地方，在煎煮时应后下，以免降低药效。

藿香茶

原料：藿香5克，绿茶3克

调料：蜂蜜适量

做法：
①将5克藿香、3克绿茶一同放入茶壶中。
②锅置火上，加入适量清水，大火将水烧开。
③将热开水倒入装有药材的茶壶中，加盖浸泡。
④静置20分钟左右，取一茶杯，将泡好的茶汤倒入杯中，加入少许蜂蜜调匀，温度适中时即可饮用。

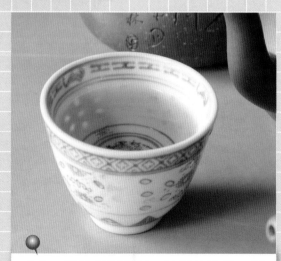

功效：藿香具有利气、祛湿的功效；绿茶可辅助缓解高血压引起的头痛。本品适用于夏天的感冒、头痛、腹泻。

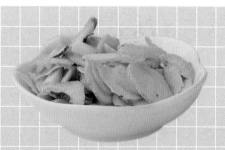

白芍

『别名』金芍药。

性味归经：性凉，味苦、酸。　　　保健养生剂量：10~15克。

功效：白芍是常见的补血良药，具有养血柔肝、缓中止痛、敛阴收汗的功效，多用于治头痛、胸腹疼痛、泻痢腹痛、自汗盗汗、阴虚发热、月经不调、崩漏、带下等常见病症。

✔最佳营养搭配

- ☑ 白芍+枸杞，滋阴补肾
- ☑ 白芍+红糖，补血活血
- ☑ 白芍+当归，养血柔肝

食用注意

①虚寒、腹痛、泄泻者慎服。
②因白芍微寒，故妇女产后不可用，还不能与藜芦同用。

白芍枸杞炖鸽子

原料：鸽肉270克，白芍、枸杞各10克

调料：料酒16毫升，盐2克，鸡粉2克，姜片、葱花各少许

做法：

①往锅中注入适量清水烧开，倒入鸽肉，加入少许料酒，拌匀，煮沸，汆去血水。

②把鸽肉捞出，沥干水分，备用；往砂锅中注入适量清水烧开，倒入鸽子肉。

③放入白芍、枸杞和姜片，淋入适量料酒，盖上锅盖，烧开后小火炖40分钟至熟。

④揭开盖，放盐、鸡粉，用锅勺搅匀调味，关火，盛出煮好的汤料，装入汤碗中，撒上葱花即可。

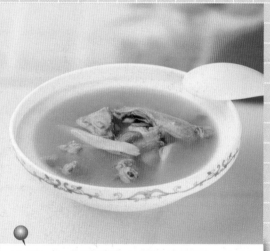

功效：白芍清肝热，善于清肝胆火旺所引起的前额痛。本品可养血柔肝，对治疗肝胆火旺引起的头痛效果较佳。

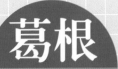

葛根

『别名』干葛、甘葛、粉葛、黄葛根。

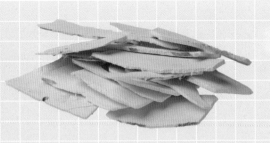

性味归经：性凉，味甘、辛。归脾、胃经。　　保健养生剂量：10~15克。

功效： 葛根能扩张冠脉血管和脑血管，增加冠脉血流量和脑血流量。葛根总黄酮能降低心肌耗氧量，增加氧供应。葛根可治疗高血压，对改善头痛、眩晕、耳鸣、肢体麻木等症状有效。

✔最佳营养搭配

- 葛根+百合，滋阴降火
- 葛根+大米，缓解头痛
- 葛根+薏米，降低血压

食用注意

①五劳七伤，上盛下虚、有脾胃病者不宜服葛根；易于动呕，胃寒者慎用葛根。
②对低血压和心动过缓的患者，宜谨慎使用葛根。

百合葛根大米粥

原料： 鲜百合35克，葛根160克，水发大米150克

调料： 盐2克

做法：

①葛根洗净，去皮，切小块；往锅中注入适量清水烧开，倒入洗净的大米，搅匀。
②放入葛根块，用大火烧开后转小火煮约30分钟，至米粒变软。
③揭开盖，放入洗净的百合，搅拌匀，再盖上锅盖，用小火续煮约15分钟，至食材熟透。
④加入盐，搅匀调味，续煮至食材入味，关火后盛出煮好的粥，装入碗中即可。

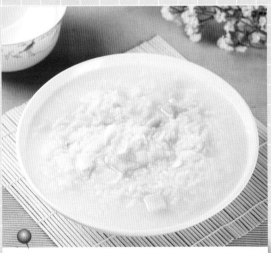

功效： 葛根能保护血管和心脏；百合可养心安神。本品能滋阴清热、生津止渴、调节情绪、解除烦闷。

白芷

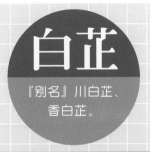

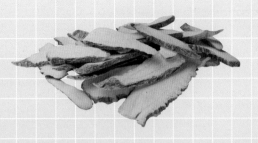

『别名』川白芷、香白芷。

性味归经：性温，味辛。归肺、胃经。　　**保健养生剂量**：3～10克。

功效：白芷含有异欧前胡素、欧前胡素、佛手柑内酯、珊瑚菜素、氧化前胡素等成分，具有祛风、燥湿、消肿、止痛等功效，适用于头痛、寒湿腹痛、赤白带下、皮肤瘙痒、疥癣等症。

✔ **最佳营养搭配**

- 白芷+金银花，清热解毒
- 白芷+鲤鱼，丰胸健体
- 白芷+川芎，缓解头痛

食用注意

①体内阴虚血热以及痈疽内火的人不宜食用白芷。
②孕妇慎服。

川芎白芷鱼头汤

原料：川芎10克，白芷9克，鲢鱼头350克

调料：食用油适量，鸡粉、盐各2克，料酒10毫升，姜片20克

做法：
①用油起锅，放入姜片，炒香，倒入处理好的鱼头，煎出焦香味，将鱼头翻面，煎至焦黄色。
②往砂锅中注入适量清水烧开，放入备好的川芎、白芷，放入煎好的鱼头，淋入适量料酒。
③盖上锅盖，用小火续煮20分钟，至食材熟透，揭开锅盖，放入少许鸡粉、盐。
④用勺拌匀，略煮片刻，撇去浮沫，至食材入味，关火后盛入碗中即可。

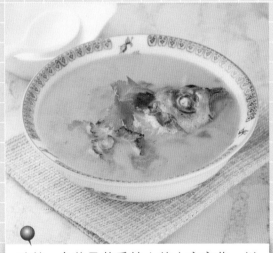

功效：白芷是芳香怡人的止痛良药；川芎对缓解瘀阻性头痛效果显著。本品可有效改善更年期出现的头痛症状。

改善盗汗的药材

浮小麦

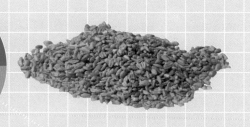

『别名』浮水麦、浮麦。

性味归经：性凉，味甘、咸。归心经。　　保健养生剂量：15~30克。

功效： 浮小麦具有止汗、镇静的功效。可治骨蒸潮热、自汗、盗汗等症。单用虽有效，但多配麻黄根、牡蛎、黄芪等加强敛汗作用，也可配糯豆衣同用。

✔ 最佳营养搭配

- 浮小麦+绿茶，敛汗止汗
- 浮小麦+白茅根，敛汗
- 浮小麦+芦根，敛汗生津

食用注意

①选择时以能浮在水面上的浮小麦为好，最好选择陈久的小麦。
②无汗而烦躁或汗出虚脱者忌用。脾胃虚寒者慎用。

浮小麦绿茶

原料： 浮小麦50克，红枣20克，莲子20克，生甘草10克，绿茶2克

做法：

①将浮小麦、红枣、莲子、生甘草一同放入锅中。
②锅置火上，加入适量清水，大火煎至浮小麦熟。
③将绿茶入锅，搅拌均匀，与诸料闷泡5分钟。
④取一茶杯，将茶汤倒入杯中，温度适中时即可饮用。

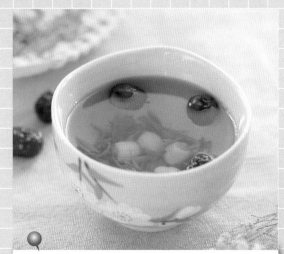

功效：浮小麦益气除热，止自汗盗汗，骨蒸潮热；绿茶能提高机体免疫力。本品治虚热盗汗效果显著。

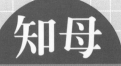

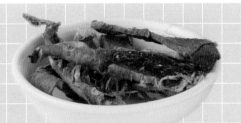

知母

『别名』连母、水须、穿地龙。

性味归经： 性寒，味苦、甘。归肺、胃、肾经。　**保健养生剂量：** 6~12克。

功效： 知母有养阴清热、泻火除烦、生津润燥等功效，常用于治疗温热病、高热烦渴、咳嗽气喘、燥咳、便秘、骨蒸潮热、盗汗、虚烦不眠等症。

✔ **最佳营养搭配**

- ☑ 知母+素鸡，滋阴补虚
- ☑ 知母+盐，补肾降火
- ☑ 知母+益母草，补血调经

食用注意

①需要用知母来清热泻火、滋阴润燥时宜生用；需入肾降火宜盐水炒用。

②由于知母性寒，故脾胃虚寒、大便溏泻者不宜服用。

知母冬瓜素鸡汤

原料： 冬瓜300克，素鸡200克，知母15克

调料： 盐2克，鸡粉、胡椒粉各少许，香油、食用油各适量，葱花少许

做法：

①素鸡洗净，切片；冬瓜去皮，洗净切薄片；锅中注入适量清水烧开，放入洗净的知母。

②小火煮约15分钟，倒入素鸡，放入冬瓜片，再淋入少许食用油。

③煮沸后用小火续煮约15分钟，至食材熟透，加入少许鸡粉、盐调味，撇去浮沫，撒上适量胡椒粉。

④淋入少许香油，搅拌匀，略煮片刻，关火后盛出撒上葱花即可。

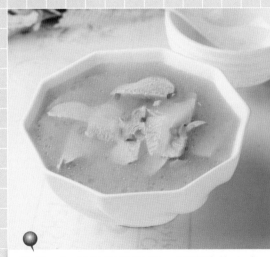

功效： 知母滋阴效果好，可清除体内虚热，缓解盗汗；素鸡能强身健体。本品滋阴强身，可防治阴虚盗汗。

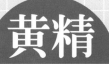

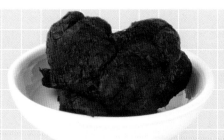

『别名』黄芝、鸡头参、龙衔、太阳草、玉竹黄精。

性味归经：性平，味甘。归肺、脾、肾经。　　**保健养生剂量：**5~10克。

功效：黄精具有补气养阴、健脾、润肺、益肾的功效，可用于治疗虚损寒热、阴虚盗汗、脾胃虚弱、体倦乏力、口干食少、肺虚燥咳、精血不足、内热消渴以及病后体虚食少、筋骨软弱、风湿疼痛等症。

✔ **最佳营养搭配**

- 黄精+鸡肉，补充营养
- 黄精+枸杞，滋补肝肾
- 黄精+熟地黄，益肾填精

食用注意

①服用黄精最好"九蒸九晒"，经过加工后使用，以免产生不良的毒副作用。

②黄精被誉为"长寿百岁草"，但虚寒泄泻、痰湿、痞满、气滞者忌服。

黄精蒸土鸡

原料：母鸡1000克，黄精、党参、山药各30克

调料：盐、味精各适量

做法：

①将黄精、党参洗净；山药去皮，洗净切块。

②鸡肉洗净，剁块；往锅中注入适量清水烧开，加入适量盐，将鸡肉倒入沸水中汆汤3分钟后，捞出洗净，沥干备用。

③将汆汤后的鸡肉放入高压锅，加入所有材料，盖好高压锅。

④上火蒸3小时后，加入盐、味精调味，盛出装入汤盆中即可。

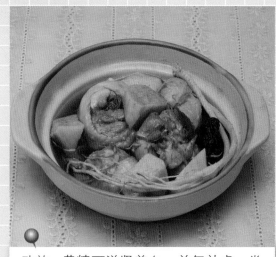

功效：黄精可滋肾养血、益气补虚；党参可促进气血循环；母鸡可增强体质。本品可养肾补虚、缓解盗汗。

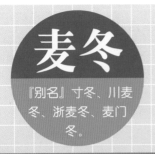

麦冬

『别名』寸冬、川麦冬、浙麦冬、麦门冬。

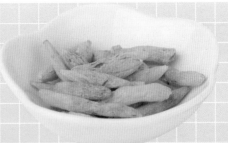

性味归经：性寒，味甘、苦。归心、肺、胃经。　　**保健养生剂量**：5~10克。

功效：麦冬具有养阴生津、润肺清心的功效，常用于治疗肺燥干咳、虚劳咳嗽、津伤口渴、心烦失眠、内热消渴、肠燥便秘、咽白喉、吐血、咯血、肺痿、肺痈、消渴、阴虚盗汗、热病津伤、咽干口燥等病症。

✔ 最佳营养搭配

- 麦冬+天门冬，养阴清热
- 麦冬+花生，补充营养
- 麦冬+芦根，养阴生津

食用注意

①麦冬配凉药宜生用，配补药宜酒制。
②脾胃虚寒、泄泻、胃有痰饮湿浊及暴感风寒咳嗽者均忌服。

枸杞麦冬花生粥

原料：花生米30克，大米80克，枸杞、麦冬各适量

调料：白糖3克，葱花适量

做法：

①大米洗净，放入冷水中浸泡1小时后，捞出备用；枸杞、花生米、麦冬均洗净。

②锅置火上，放入大米，倒入适量清水煮至米粒开花，放入花生米、麦冬同煮。

③待粥至浓稠状时，放入枸杞煮片刻，调入少许白糖搅拌均匀，撒上葱花即可。

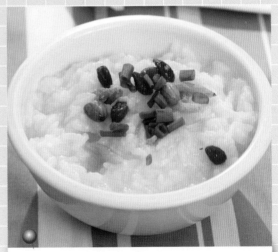

功效：枸杞补肾益精；麦冬善于治疗阴虚内热或热病伤津、心烦口渴等症。本品可有效防治体内虚热、盗汗。

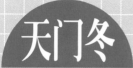

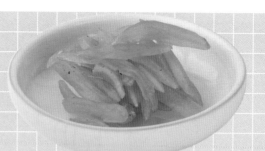

『别名』天冬、大当门根、多儿母。

性味归经：性寒，味甘、苦。归肺、肾经。　　　**保健养生剂量**：10~15克。

功效：天门冬善于养阴，具有养阴清热，润肺滋肾、润肠通便的功效，用于治阴虚发热、盗汗、咳嗽吐血、肺痈、咽喉肿痛、消渴、便秘等病症。

✔ **最佳营养搭配**
- 天门冬+老鸭，润肺滋肾
- 天门冬+生地黄，清虚热
- 天门冬+百部，润肺止咳

食用注意

①滋补肺肾之力天冬胜于麦冬。治肺结核燥咳时，可天冬和麦冬同用。
②因为天冬性偏寒，脾胃虚寒和便溏者均不宜服用。

天门冬益母草老鸭汤

原料：鸭肉块600克，天门冬15克，益母草10克

调料：料酒20毫升，鸡粉3克，盐3克，胡椒粉少许，姜片、葱花少许

做法：
①往锅中注入适量清水烧开，倒入洗净的鸭块，搅散，淋入适量料酒，汆去血水。
②往砂锅中注入适量清水烧开，放入天门冬、益母草、姜片，倒入鸭块，淋入适量料酒。
③烧开后用小火炖1小时，至食材熟透，加入适量鸡粉、盐、胡椒粉。
④用勺拌匀，略煮片刻至入味，盛出撒上葱花即可。

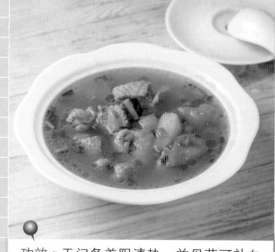

功效：天门冬养阴清热；益母草可补血活血、增强抵抗力。本品可缓解更年期阴虚盗汗的症状。

生地黄

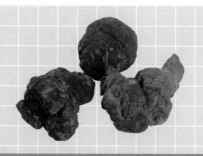

『别名』地髓、原生地、山烟、山白菜。

性味归经：性微寒，味甘、苦。归心、肝、肾经。　保健养生剂量：5~10克。

功效： 盗汗一般为肾阴虚所致，常伴有头晕耳鸣、失眠多梦、五心烦热等。而生地黄具有清热凉血、养阴、生津的功效，主要用于热风伤阴、盗汗、舌绛烦渴、发斑发疹、吐血、衄血、咽喉肿痛等病症。

✔ **最佳营养搭配**

☑ 生地黄+麦冬，清虚热敛汗
☑ 生地黄+阿胶，滋阴降火
☑ 生地黄+黄柏，养阴清热

食用注意

①生地黄性寒，当用于清热而又要照顾体虚时，可生地、熟地并用。
②生地黄性寒而滞，脾虚湿滞、腹满便溏者不宜使用。

生地黄麦冬茶

原料： 生地黄10克，麦冬15克，百合10克，黄柏6克，茉莉花少许

做法：
①将上述生地黄、麦冬、百合、黄柏研为粗末，放入茶壶中。
②锅置火上，加入适量清水，大火将水烧开。
③将热开水倒入装有药材的茶壶中，加盖浸泡。
④静置20分钟，取一茶杯，滤取茶汤倒入杯中，撒上茉莉花，温度适中时即可饮用。

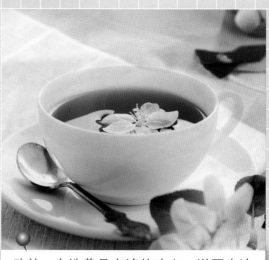

功效：生地黄具有清热凉血、滋阴生津的功效；麦冬具有养阴生津的功效。本品可用于治疗体内虚热，缓解盗汗。

地骨皮

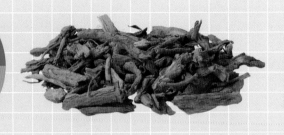

『别名』地节、枸杞根、枸杞根皮、山杞子根。

性味归经：性寒，味甘。归肺、肝、肾经。　　**保健养生剂量**：9~15克。

功效：地骨皮具有清热凉血、清肺降火的功效，常用于治疗虚劳、潮热、盗汗、肺热咳喘、吐血、衄血、血淋、消渴、高血压、痈肿、恶疮等病症。

✔ **最佳营养搭配**

- 地骨皮+青蒿，清热泻火
- 地骨皮+薏米，降血压
- 地骨皮+麦冬，敛阴止汗

食用注意

①因外感风寒所引起的发热不宜用本品；脾胃虚寒、便溏者忌服。
②地骨皮治有汗的骨蒸，可配鳖甲、知母等，如地骨皮汤。

地骨皮青蒿薏米粥

原料：水发大米120克，水发薏米70克，地骨皮15克，青蒿10克

做法：
①往砂锅中注入适量清水烧开，放入洗净的地骨皮、青蒿，盖上锅盖，煮沸后用小火煮约15分钟，至其析出有效成分。
②揭盖，滤出药材及其杂质，再倒入洗净的薏米，放入洗好的大米。
③盖好锅盖，煮沸后用小火煲煮约30分钟，至米粒熟透，揭盖，搅拌匀，略煮片刻。
④关火后盛出煮好的薏米粥，装入汤碗中，待稍微冷却后即可食用。

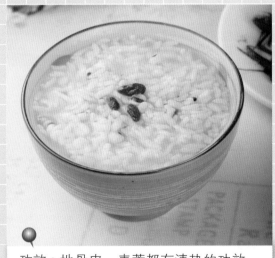

功效：地骨皮、青蒿都有清热的功效；薏米能补充由于出汗过多流失的物质。本品适合体内虚热、盗汗的人食用。

龟甲

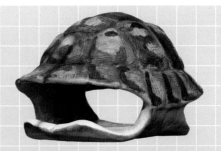

『别名』龟板、乌龟壳、乌龟板、下甲、血板、烫板。

性味归经：性寒，味甘。归肾、肝、心经。

保健养生剂量：9~24克。

功效：龟甲是指乌龟的腹甲及背甲，具有滋阴潜阳、益肾强骨、固经止血、养血补心等功效，常用于阴虚潮热、骨蒸盗汗、头晕目眩、虚风内动、筋骨痿软、心虚健忘等病症的治疗。

✔最佳营养搭配

- 龟甲+杜仲，益肾强骨
- 龟甲+猪尾，补充营养
- 龟甲+枸杞，滋阴潜阳

食用注意

①本品经砂炒醋淬后，有效成分更容易煎出，且能除去腥气，便于制剂。

②阴虚、食少、泄泻、脾胃虚寒者及孕妇不宜服用。

龟甲杜仲猪尾汤

原料：龟甲25克，炒杜仲30克，猪尾600克

调料：盐2小匙

做法：

①将猪尾剁段，洗净；往锅中注入适量清水烧开，加入适量盐，将猪尾倒入沸水中汆去血水，捞出再冲净1次，沥干备用。

②将龟甲、炒杜仲分别用清水冲洗干净，备用。

③将猪尾、杜仲、龟甲盛入炖锅，加六碗水以大火煮开。

④转小火炖40分钟，加盐调味，盛出装入汤盆中即可。

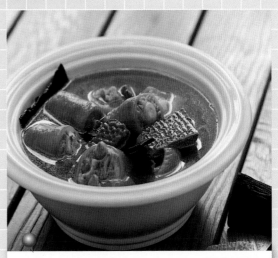

功效：龟甲滋阴补肾、养血；杜仲可补肝肾、强筋骨；猪尾可强腰壮骨。三者合用可有效治疗肝肾阴虚所致的盗汗。

乌梅

『别名』梅实、熏梅、桔梅肉。

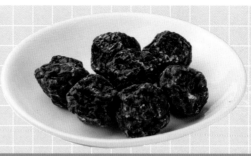

性味归经：性温，味酸。归肝、脾、肺、大肠经。　　**保健养生剂量**：4~8克。

功效：乌梅具有收敛生津、安蛔驱虫的功效，主要用于治疗久咳、虚热烦渴、久疟、久泻、痢疾、便血、尿血、血崩等病症；乌梅还具有敛阴止汗的功效，适用于治疗盗汗、自汗。

✔ 最佳营养搭配

- 乌梅+山楂，生津止渴
- 乌梅+芦根，收敛生津
- 乌梅+绿茶，清热生津

食用注意

①乌梅味酸，胃酸过多者慎用。

②本品收敛，故外热、热滞、表邪未解者不宜用。

乌梅茶

原料：乌梅50克，绿茶5克

做法：

①将准备好的50克乌梅、5克绿茶放入茶壶中。

②锅置火上，加入适量清水，大火将水烧开。

③将热开水倒入装有乌梅、绿茶的茶壶中，加盖浸泡。

④静置10分钟，待有效成分溶出后，取一茶杯，滤取茶汤倒入杯中即可饮用。

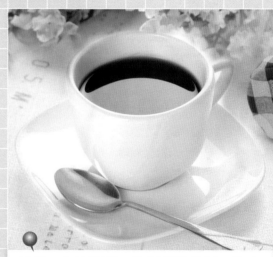

功效：乌梅味酸，可很好地敛汗，防止体内津液流失。本品养阴生津、酸敛收涩，可防治盗汗及热病津伤。

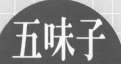

五味子

『别名』玄及、会及、五梅子。

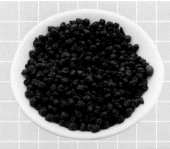

性味归经：性温，味酸。归肺、心、肾经。　保健养生剂量：2~6克。

功效： 五味子具有敛肺、滋肾、生津、收汗、涩精的功效，用于治疗虚寒喘咳、久泻久痢而属肾虚者；治汗出过多而致血气耗散、体倦神疲；治神经衰弱、过度虚乏、脑力劳动能力降低、记忆力和注意力减退者。

✔ 最佳营养搭配

- 五味子+红枣，敛肺生津
- 五味子+绿茶，泻火除烦
- 五味子+山茱萸，益肾固精

食用注意

①本品入煎剂时宜捣碎用，入丸剂宜蜜制，以免酸涩过甚。滋补宜熟用，治虚火宜生用。
②外有表邪、内有实热，或咳嗽初起、痧疹初发者忌服。

红枣五味子绿茶

原料： 红枣18克，五味子5克，绿茶5克

做法：
①将红枣、五味子放入砂锅中。
②锅置火上，加入适量清水，盖上锅盖，大火将水烧开，转小火继续稍煎片刻。
③将药汤倒入放有绿茶的杯中，加盖浸泡。
④静置5分钟左右，揭开杯盖，即可滤取茶汤饮用。

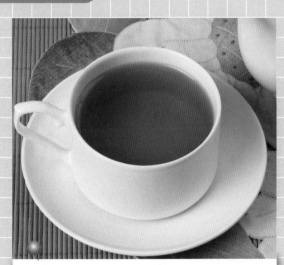

功效：五味子可收敛固涩，益气生津；红枣可补血益气。本品收敛固涩效果好，可防止盗汗。

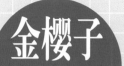

金樱子

『别名』山石榴、糖罐、糖果、蜂糖罐、糖刺果。

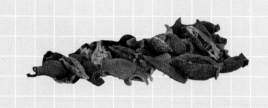

性味归经：性平，味酸、涩。归肾、大肠、膀胱经。　保健养生剂量：6~12克。

功效： 金樱子具有固精涩肠、缩尿止泻的功效，主治滑精、遗尿、脾虚泻痢、肺虚喘咳、自汗盗汗、崩漏带下。金樱子含鞣质，对金黄色葡萄球菌、大肠杆菌有很好的抑菌作用，对绿脓杆菌也抑制作用。

✔ 最佳营养搭配

- 金樱子+杜仲，强筋壮骨
- 金樱子+猪尾，敛汗止汗
- 金樱子+五味子，治疗盗汗

食用注意

①有实火、邪热者忌服。
②多服、久服会有便秘和轻度腹痛等反应。

金樱子杜仲煲猪尾

原料： 金樱子12克，杜仲20克，猪尾450克

调料： 料酒8毫升，盐2克，鸡粉2克，胡椒粉2克，姜片少许

做法：
①往锅中注入适量清水烧热，倒入洗净的猪尾，淋入适量料酒，煮至沸，汆去血水。
②往砂锅中注入适量清水烧开，倒入猪尾，加入洗净的金樱子、杜仲。
③放入姜片，淋入适量料酒，搅拌匀，盖上锅盖，烧开后用小火炖1小时。
④加入适量盐、鸡粉、胡椒粉，用勺拌匀调味，关火后盛出炖煮好的食材，装入汤碗中即可。

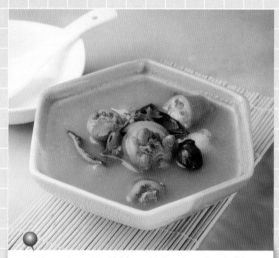

功效：猪尾是滋补、养颜的理想食材；金樱子可治自汗、盗汗。本品可为机体补充丰富的营养，是治疗盗汗的佳品。

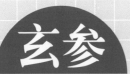

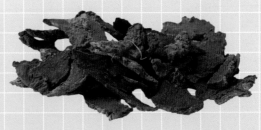

『别名』正马、鹿肠、黑参、野脂麻、元参。

性味归经：性寒，味甜、苦。归肺、胃、肾经。　保健养生剂量：9～15克。

功效： 玄参具有滋阴降火、除烦解毒的功效，主治热病伤阴、舌绛烦渴、发斑、骨蒸劳热、夜寐不宁、自汗盗汗、津伤便秘、吐血衄血、咽喉肿痛、痈肿、瘰疬、目赤、白喉、疮毒等病症。

✔ **最佳营养搭配**

- 玄参+麦冬，滋阴降火
- 玄参+生地黄，治疗盗汗
- 玄参+枸杞，滋补肝肾

食用注意

①本品寒性大，大量使用玄参时需注意顾护阳气。
②脾胃有湿及脾虚便溏者忌服。

玄参增液饮

原料： 玄参2克，麦冬2克，生地3克

调料： 蜂蜜少许

做法：

①往砂锅中注入适量清水，用大火烧热，倒入备好的玄参、麦冬、生地。
②盖上锅盖，用大火煮20分钟至其析出有效成分。
③关火后揭开盖，将药材捞干净，将药汁盛入杯中。
④加入少许蜂蜜，搅匀即可。

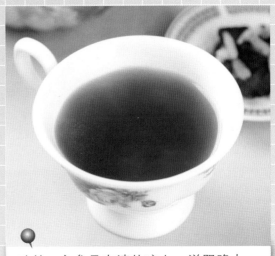

功效：玄参具有清热凉血、滋阴降火、除烦解毒等功效；麦冬具有养阴生津、的功效。本品能补充盗汗流失的津液。

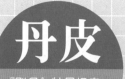

丹皮

『别名』牡丹根皮、牡丹皮、丹根。

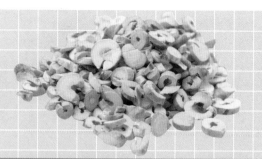

性味归经：性凉，味辛、苦。归心、肝、肾经。　保健养生剂量：6~12克。

功效： 丹皮具有清热凉血、活血消瘀的功效，主治发斑、惊痫、吐衄、便血、骨蒸劳热、闭经、痈疡、跌打损伤等症。临床主要用于治疗肝郁火旺而致的发热、盗汗或自汗、头痛目涩、颊赤口干、月经不调等。

✓ **最佳营养搭配**

- 丹皮+猪肉，补充营养
- 丹皮+当归，活血化瘀
- 丹皮+黄芩，清热凉血

食用注意

①丹皮与贝母、大黄相克。
②血虚、寒症、孕妇及月经过多者慎服。

丹皮瘦肉炖芋头

原料： 芋头200克，猪瘦肉250克，丹皮2克

调料： 料酒10毫升，盐3克，鸡粉2克，水淀粉适量，葱段、姜片各少许

做法：
①芋头洗净，切小块；猪瘦肉洗净，切块，将猪肉倒入沸水中，加入料酒汆水。
②往砂锅中注水烧热，倒入备好的丹皮，用大火煮20分钟至其析出有效成分。
③倒入备好的瘦肉、芋头、姜片、葱段、料酒，煮至食材熟软。
④加入盐、鸡粉，搅拌匀，倒入适量水淀粉，翻炒均匀，关火后将菜肴盛出即可。

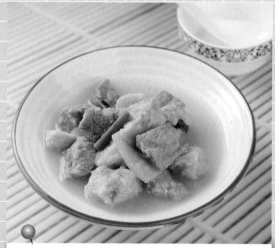

功效：芋头具有增强免疫力、益胃健脾的功效；丹皮可用于肝郁火旺所致的盗汗。本品可缓解更年期盗汗。

白术

『别名』：山蓟、山芥、天蓟、山姜、冬白术。

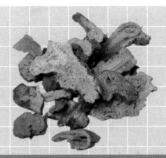

性味归经：性温，味苦、甘。归脾、胃经。　　保健养生剂量：6~12克。

功效： 白术有健脾益气、燥湿利水、固表止汗、安胎的功效，常用于脾胃气弱、倦怠少气、虚胀腹泻、浮肿、黄疸、小便不利、自汗、盗汗、胎气不安等病症的治疗。

✔ **最佳营养搭配**

- ✅ 白术+薏米，利水渗湿
- ✅ 白术+芡实，补肾固精
- ✅ 白术+茯苓，健脾祛湿

食用注意

①白术不宜与桃、李子、大蒜、土茯苓同食，以免降低药效。
②白术性温而燥，故高热、阴虚火盛、津液不足、口干舌燥、烦渴等情况者不宜用。

薏芡白术牛蛙汤

原料： 牛蛙300克，水发薏米75克，白术20克，茯苓10克，芡实50克

调料： 盐2克，鸡粉2克，料酒10毫升，姜片20克

做法：
①处理干净的牛蛙斩成小块，备用；往锅中注入适量清水烧开，倒入牛蛙块，搅散，煮至沸，汆去血水。
②往砂锅中注入适量清水烧开，撒入姜片，放入备好的白术、薏米、茯苓、芡实、牛蛙，淋入适量料酒。
③烧开后转小火煮30分钟，至食材熟烂，揭开盖，放入少许盐、鸡粉。
④搅拌均匀，至食材入味，盛出煮好的牛蛙汤，装入碗中即可。

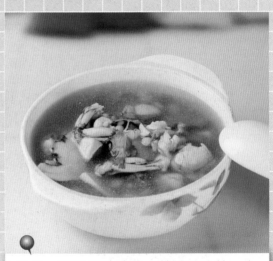

功效： 薏米具有健脾、补肺等功效；白术可健脾益气、固表止汗。本品对更年期气虚不固所致的出汗有很好的效果。

党参

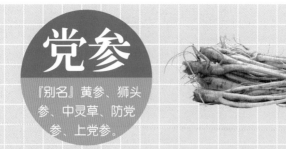

『别名』黄参、狮头参、中灵草、防党参、上党参。

性味归经：性平，味甘。归脾、肺经。　　**保健养生剂量**：9~30克。

功效：党参具有补中益气、健脾益肺的功效，可用于治疗气血不足、脾肺虚弱、老倦乏力、气短心悸、食少便溏、虚喘咳嗽、内热消渴、血虚萎黄、便血、崩漏等常见病症。党参对气阴两虚导致的盗汗效果显著。

✔ 最佳营养搭配

- ✓ 党参+蛤蜊，固表止汗
- ✓ 党参+黄芪，健脾补气
- ✓ 党参+玉竹，固表生津

食用注意

①党参不宜与藜芦同用。
②气滞和火盛者慎用，有实邪者忌服。

党参蛤蜊汤

原料：党参10克，玉竹8克，蛤蜊400克

调料：盐2克，鸡粉2克，姜片、葱花各少许

做法：
①往锅中注入适量清水烧开，倒入洗净的玉竹、党参。
②盖上锅盖，用小火煮15分钟，至药材析出有效成分，揭开盖，放入姜片，倒入处理好的蛤蜊。
③盖上锅盖，用小火继续煮10分钟，至食材熟透，揭盖，放入少许鸡粉、盐。
④用勺拌匀调味，关火后盛出煮好的汤料，装入汤碗中，撒入葱花即可。

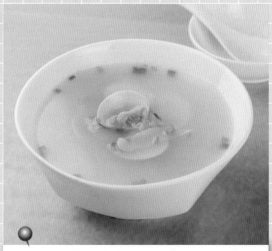

功效：党参对体虚所致的盗汗有一定的功效；玉竹是可比拟人参的补阴圣品。本品对气阴两虚所致的盗汗功效显著。

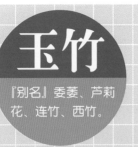

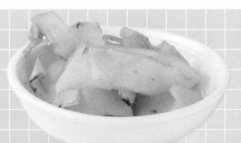

玉竹

『别名』委萎、芦莉花、连竹、西竹。

性味归经：性平，味甘。归肺、胃经。　　保健养生剂量：6~12克。

功效： 玉竹是可比拟人参的补阴圣品，具有养阴润燥、除烦止渴的功效，常用于治疗燥咳、劳嗽、热病阴液耗伤之咽干口渴、内热消渴、阴虚外感、虚劳发热、头昏眩晕、筋脉挛痛等病症。

✔ 最佳营养搭配

- ⊘ 玉竹+燕麦，养阴除热
- ⊘ 玉竹+麦冬，清肺热
- ⊘ 玉竹+党参，防治心绞痛

食用注意

①阴虚有热宜生用，热不甚者宜熟用。
②胃有痰湿气滞者忌服。

玉竹燕麦粥

原料： 玉竹20克，燕麦100克

调料： 白糖2克

做法：

①玉竹用清水冲洗干净，切片；往锅中注入适量清水烧开，倒入洗净的燕麦，用汤勺搅匀。

②放入玉竹片，搅匀，盖上锅盖，用大火烧开后转小火煮约30分钟，至米粒变软。

③加入白糖，搅匀调味，续煮片刻至食材入味。

④关火，揭开锅盖，盛出煮好的粥，装入碗中即可。

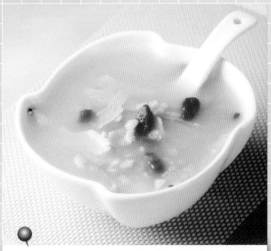

功效：玉竹养阴、清肺、润燥，治阴虚，多汗。本品对更年期阴虚盗汗、消渴便秘有较好的效果。

改善记忆力减退的药材

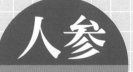

人参

『别名』山参、园参、神草、地精、棒槌等。

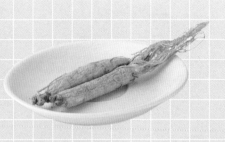

性味归经：性平，味甘、微苦。归脾、肺经。　保健养生剂量：1~3克。

功效： 人参有大补元气、复脉固脱、补脾益肺、生津安神等功效，用于体虚欲脱、肢冷脉微、脾虚食少、肺虚喘咳、津伤口渴、内热消渴、惊悸失眠、记忆力减退、心力衰竭、心源性休克等症。

✔ 最佳营养搭配

- ✓ 人参+乳鸽，补脾益肺
- ✓ 人参+红枣，大补元气
- ✓ 人参+当归，补气补血

食用注意

①人参不能与藜芦、五灵脂制品同服，且服药期间不宜同吃萝卜或喝浓茶。
②烹调人参时，最好把人参切断或者拍碎。

鲜人参煲乳鸽

原料： 乳鸽1只，鲜人参30克，红枣10枚

调料： 盐3克，味精2克，生姜5克

做法：

①乳鸽去毛和内脏，洗净；往锅中注入适量清水烧开，加入适量盐，将乳鸽倒入沸水中汆去血水，捞出沥干。
②人参洗净；红枣洗净，去核；生姜洗净去皮，切片。
③将乳鸽、人参、红枣、姜片同装入煲，加适量水，用中火炖2小时。
④加入盐、味精调味，盛出装入汤盆中即可。

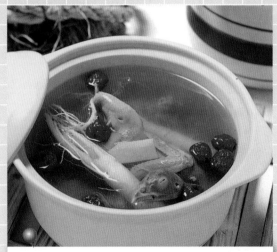

功效： 人参可抑制细胞老化、增强新陈代谢；乳鸽富含大脑必需的营养物质。本品可改进大脑机能，改善记忆力。

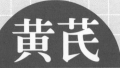

黄芪

『别名』北芪、绵芪、口芪、西黄芪。

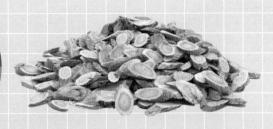

性味归经：性温、味甘。归肺、脾、肝、肾经。　　保健养生剂量：5~15克

功效： 黄芪有补气固表、排脓敛疮、生肌等功效，用于慢性衰弱、中气下陷所致的子宫脱垂、内脏下垂、崩漏带下等病症，还可用于表虚自汗及消渴。黄芪可增强人的代谢能力，延缓衰老，对改善记忆力有一定的作用。

✔ 最佳营养搭配

- 黄芪+西洋参，补气固表
- 黄芪+鹌鹑，补肾填精
- 黄芪+当归，增强免疫力

食用注意

①高血压症、面部感染等患者应慎用。
②消化不良、上腹胀满和有实证、阳证者忌用。

洋参黄芪茶

原料： 黄芪8克，西洋参片3克

调料： 蜂蜜适量

做法：

①将准备好的黄芪、西洋参片放入茶壶中。
②锅置火上，加入适量清水，大火将水烧开。
③将热开水倒入装有药材的壶中，加盖浸泡。
④静置20分钟，待有效成分溶出后，取一茶杯，滤取茶汤倒入杯中，加少许蜂蜜即可饮用。

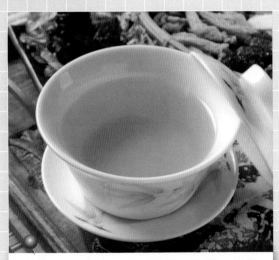

功效： 西洋参适用于失眠、烦躁、记忆力衰退；黄芪可增强机体代谢能力。本品有助于抗衰老，防治记忆力减退。

当归

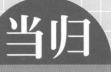

『别名』干归、西当归、云归、秦归。

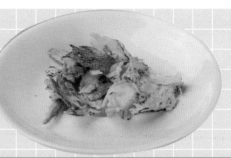

性味归经：性温，味甘、辛。归肝、心、脾经。　　保健养生剂量：3~6克。

功效： 当归是无毒免疫促进剂，具有补血活血、调经止痛、润燥滑肠的功效，多用于治疗月经不调、经闭腹痛、症瘕积聚崩漏、血虚头痛、眩晕、跌打损伤等症。当归补血效果好，可增强身体机能，从而改善记忆力。

✔ **最佳营养搭配**

- 当归+乌鸡，补血养颜
- 当归+益母草，补血活血
- 当归+蜂蜜，促进排毒

食用注意

①慢性腹泻、湿阻中满、大便溏薄者以及热盛出血者不宜服用当归。
②当归的疗效会随使用部位的不同及煎煮时间的长短而有所差异。

当归绿茶

原料： 当归5克，白芍、枳壳、血竭各3克，猪油40克，绿茶5克

调料： 白糖5克，生姜5克

做法：

①锅置火上，将猪油炒溶化后，关火，将猪油与当归、白芍、枳壳、血竭、生姜混合均匀。
②加入适量清水，盖上锅盖，大火将水烧开，转小火继续煮5分钟。
③加入绿茶，搅拌均匀，关火。
④取一茶杯，滤取茶汤倒入杯中，可加入少许白糖调味。

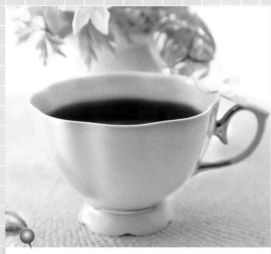

功效：当归补血活血；白芍养血柔肝、敛阴收汗。本品补血养阴效果显著，适用于气血亏虚引起的失眠、健忘。

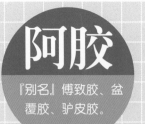

阿胶

『别名』傅致胶、盆覆胶、驴皮胶。

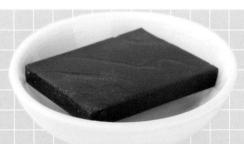

性味归经：性平，味甘。归肺、肝、肾经。

保健养生剂量：3~5克。

功效： 阿胶是常用的补血良药，具有滋阴润燥、补血、止血、安胎的功效，可用于治疗眩晕、心悸失眠、血虚等病症，对于随着年龄增长而导致的记忆力下降，能起到一定的改善作用。

✔ 最佳营养搭配

- 阿胶+黄酒，易于吸收
- 阿胶+枸杞，养胎安胎
- 阿胶+乌鸡，滋阴补血

食用注意

①服用阿胶前后2个小时内不要吃萝卜或大蒜，否则会降低阿胶功效。
②大黄与阿胶相克。

橄榄阿胶茶

原料：橄榄5粒，阿胶10克，西洋参10克，绿茶5克

做法：
①将橄榄、阿胶、西洋参、绿茶一起放入茶壶中。
②锅置火上，加入适量清水，大火将水烧开。
③将热开水倒入装有药材的壶中，加盖浸泡。
④静置20分钟，待有效成分溶出后，取一茶杯，滤取茶汤倒入杯中，即可饮用。

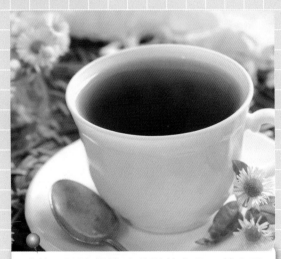

功效：阿胶是传统的滋补上品、补血圣药，可使大脑和全身得到充分调养。本品能增强记忆力和提高识别能力。

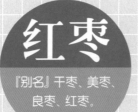
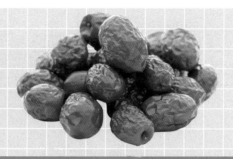

红枣

『别名』干枣、美枣、良枣、红枣。

性味归经：性温，味甘。归脾、胃经。　　保健养生剂量：10~20克。

功效： 红枣有补脾和胃、益气生津、调营卫、解药毒等功效，常用于治疗胃虚食少、脾弱便溏、气血津液不足、营卫不和、心悸怔忡、失眠健忘等病症，是一种药效缓和的强壮剂。

✔ 最佳营养搭配

- 红枣+当归，补血活血
- 红枣+党参，补气养血
- 红枣+红茶，美容养颜

食用注意

①体质燥热者，也不适合在月经期间喝红枣水，这可能会造成经血过多。

②龋齿疼痛、腹部胀满、便秘、消化不良、咳嗽、糖尿病等患者不宜常用。

红枣党参茶

原料： 茶叶3克，红枣10~20枚，党参20克

做法：

①将党参、红枣分别用清水洗净，然后与茶叶一起放入锅中。

②锅置火上，加入适量清水，盖上锅盖，用中火将水烧开。

③转小火继续煮5分钟，可适当搅拌以使有效成分更多地溶出。

④关火，取一茶杯，滤取药汤倒入杯中，温度适中时即可饮用。

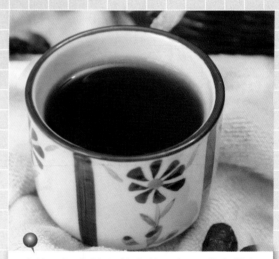

功效： 红枣补血补虚效果好，党参补气健脾功效显著。本品可改善体内气血不足，从而缓解更年期健忘的症状。

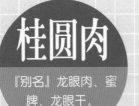
桂圆肉

『别名』龙眼肉、蜜脾、龙眼干。

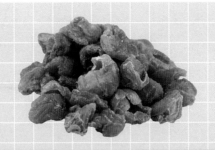

性味归经：性温，味甘，归心、脾经。　　保健养生剂量：15~30克。

功效： 桂圆肉是传统的补血补益药，具有补益心脾、养血宁神、健脾止泻、利尿消肿等功效，适用于病后体虚、血虚萎黄、气血不足、神经衰弱、心悸怔忡、健忘失眠等病症，尤其适合需宁心安神、改善记忆的更年期女性使用。

✔ **最佳营养搭配**

- 桂圆肉+绿茶，养血宁神
- 桂圆肉+鹌鹑，补益心脾
- 桂圆肉+核桃，健脑补脑

食用注意

①有上火发炎症状时不宜食用，怀孕后不宜过多食用。
②痰多、无食欲、腹胀、舌苔厚腻、大便滑泻，以及患有慢性胃炎的人不宜服用。

桂圆绿茶

原料： 桂圆肉干20克，绿茶2克

调料： 冰糖适量

做法：

①将20克桂圆肉与2克绿茶一同放入茶壶中。

②锅置火上，加入适量清水，大火将水烧开。

③将热开水倒入装有药材的壶中，加入少许冰糖，用汤匙搅拌均匀，加盖浸泡。

④静置20分钟，待有效成分溶出后，取一茶杯，将茶倒入杯中即可饮用。

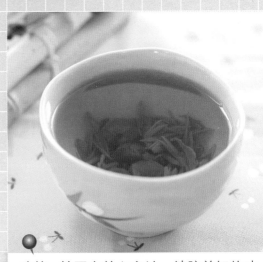

功效：桂圆有补血安神，健脑益智的功效；绿茶可改善血管微循环。本品适宜神经衰弱、健忘和记忆力减退者饮用。

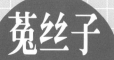

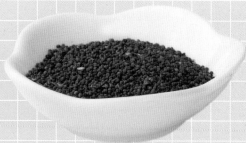

菟丝子

『别名』菟丝实、吐丝子、黄湾子、黄网子、豆须子。

性味归经：性平，味辛、甘。归肾、肝、脾经。　保健养生剂量：6~12克。

功效：菟丝子具有滋补肝肾、固精缩尿、安胎、明目、止泻的功效，可用于腰膝酸软、目昏耳鸣、肾虚胎漏、胎动不安、脾肾虚泻、遗精等症，菟丝子还可以改善四肢乏力、精力下降、记忆力减退等症状。

✔ **最佳营养搭配**

- 菟丝子+枸杞，补肾填精
- 菟丝子+柏子仁，安神益智
- 菟丝子+熟地黄，滋补肝肾

食用注意

①将菟丝子与酒拌炒，有暖肌的作用；也可浸泡温水后蒸用，有加强补肾的效果。

②阴虚火旺、便秘、小便短赤、血崩者不宜服用。

菟丝子柏仁茶

原料：菟丝子15克，柏子仁9克

做法：

①将15克菟丝子和9克柏子仁放入洁净的茶袋中，取一茶杯，将茶袋放入杯中。

②锅置火上，加入适量清水，大火将水烧开。

③将热开水倒入装有茶袋的杯中，加盖浸泡。

④静置30分钟，待有效成分溶出后即可饮用。

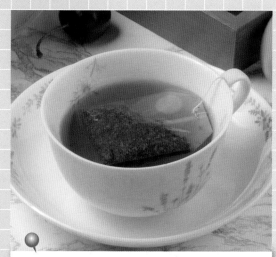

功效：菟丝子具有滋补肝肾的功效；柏子仁善于养心安神。本品补肾效果显著，可抗衰老、改善记忆力。

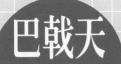
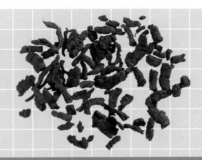

巴戟天

『别名』巴戟、鸡肠风、兔子肠。

性味归经：性温，味辛、甘。归肝、肾经。 保健养生剂量：10~15克。

功效： 巴戟天具有补肾阳、壮筋骨、去风湿的功效，可以用于治疗阳痿遗精、小腹冷痛、小便不禁、风寒湿痹、盘骨萎软、腰膝酸痛等常见症状。巴戟天可增强记忆力，改善脑功能，对神经衰弱也有较好的疗效。

✔ **最佳营养搭配**

- 巴戟天+海参，补肾壮阳
- 巴戟天+白果，补肺止咳
- 巴戟天+胡萝卜，补充营养

食用注意

①巴戟天与丹参一起服用，会降低药效。
②火旺泄精、阴虚水乏、小便不利、口干舌燥者忌服。

巴戟天海参煲

原料： 巴戟天15克，海参300克，白果10克，肉馅150克，胡萝卜80克，白菜1棵

调料： 盐5克，酱油3克，醋6克，淀粉5克，白胡椒粉少量，糖适量

做法：
①将海参洗净，去腔肠，汆烫后切块；胡萝卜洗净，切片；肉馅加盐等调料拌匀捏成小肉丸。
②往锅内加一碗水，将巴戟天、胡萝卜、肉丸加入煮开，再调味。
③加入海参、白果、白菜，烧沸勾芡即可起锅。

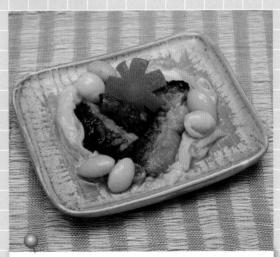

功效： 巴戟天、海参、白果、胡萝卜都具有补肾益精的功效。本品可延缓衰老，提高记忆力。

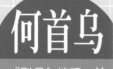

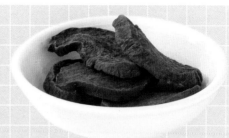

何首乌

『别名』地精、首乌、陈知白、马肝石、小独根。

性味归经：性温，味苦、甘、涩。归肝、肾经。　保健养生剂量：5~10克。

功效：何首乌是抗衰护发的滋补佳品，有补肝益肾、养血祛风的功效，治肝肾阴亏、发须早白、血虚头晕、失眠健忘、腰膝软弱、筋骨酸痛、遗精、崩带、久疟久痢、慢性肝炎、痈肿、瘰疬、肠风、痔疾。

✔ 最佳营养搭配
- ✅ 何首乌+核桃，补肾健脑
- ✅ 何首乌+泽泻，补肾利水
- ✅ 何首乌+丹参，凉血补血

食用注意

①何首乌并非名贵药材，极少有人形，且"人形何首乌"并无特别药用价值。

②大便溏泄及有湿痰者不宜服用何首乌，何首乌忌与葱、蒜、萝卜同食。

何首乌绿茶

原料：何首乌10克，绿茶、泽泻、丹参各适量

做法：

①将绿茶、何首乌、泽泻、丹参一起放入锅内，加入适量清水，浸泡15分钟左右。

②锅置火上，盖上锅盖，大火将水烧开，然后转小火继续煮5分钟。

③熬煮期间可适当搅拌以使有效成分更多地溶出。

④关火，取一茶杯，滤取茶汤倒入杯中，温度适中时即可饮用。

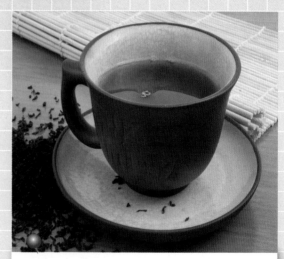

功效：何首乌能养血益肝，固精益肾，使脏腑经脉得到充养；绿茶可以影响新的脑细胞生成。本品可提高记忆力。

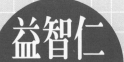

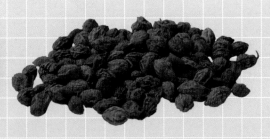

益智仁

『别名』益智子、益智、智仁。

性味归经：性温，味辛。归脾、肾经。　　保健养生剂量：6~12克。

功效：益智仁有温脾暖肾、固气涩精等功效，常用来治疗腰腹冷痛、中寒吐泻、多唾遗精、小便余沥、夜尿频繁等常见病症。益智仁可醒脑开窍、平衡大脑神经功能、改善脑部气血循环，有帮助改善记忆的疗效。

✓ **最佳营养搭配**

- 益智仁+山药，温脾暖肾
- 益智仁+桂圆，为身体提供全面营养
- 益智仁+核桃，养脑健脑

食用注意

①益智仁一般不单独使用。

②阴虚火旺或因热而患遗滑崩带者忌服，血燥有火者亦不可误用。

桂圆益智仁糯米粥

原料：桂圆肉20克，益智仁15克，糯米100克

调料：白糖5克，姜丝5克

做法：

①糯米放入盆中，用清水淘洗干净，放入清水中浸泡；桂圆肉、益智仁洗净备用。

②锅置火上，放入糯米，加适量清水煮至粥八成熟。

③放入桂圆肉、益智仁、姜丝，煮至米烂。

④放入少许白糖调味，盛出装入碗中即可。

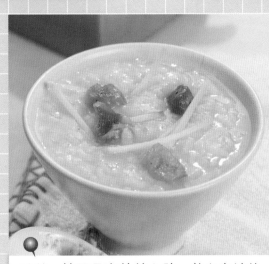

功效：桂圆具有补益心脾、养血宁神的功效；益智仁是一味补肾防衰良药。本品具有抗衰老和改善记忆的功效。

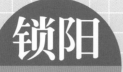
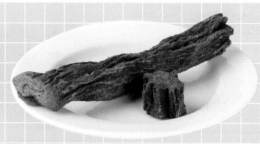

锁阳

『别名』不老药、地毛球。

性味归经：性温，味甘。归脾、肾、大肠经。　**保健养生剂量**：5~10克。

功效：锁阳有补肾润肠的功效，主治阳痿早泄、气弱阴虚、大便燥结、小便频数、血尿、淋漓不尽、腰膝酸软、疲乏无力、畏寒、四肢疼痛、月经不调、宫冷带下、女子不孕、男子不育、失眠健忘等。

✔ **最佳营养搭配**

- 锁阳+核桃，益肾健脑
- 锁阳+肉苁蓉，补肾益精
- 锁阳+枸杞，补阳益阴

食用注意

①服用锁阳期间少吃辛辣或者刺激性食物。
②本品是补阳益阴不老药，但泄泻及阳易举而精不固者忌用。

锁阳核桃粥

原料：锁阳15克，核桃仁40克，水发大米150克

做法：
①核桃仁炒香，盛出，取杵臼捣碎；将锁阳装入药袋中，收紧袋口，待用。
②往砂锅中注入适量清水烧开，倒入洗净的大米，放入药袋，用小火煮20分钟至其析出有效成分。
③揭开盖，取出药袋，再盖上锅盖，用小火续煮15分钟至大米熟透。
④揭盖，放入核桃碎，搅拌匀，略煮片刻，关火后把煮好的粥盛出，装入碗中即可。

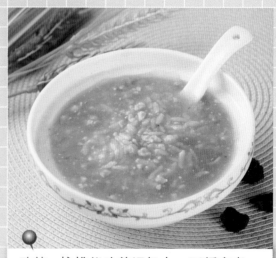

功效：核桃能改善记忆力，延缓衰老；锁阳补肾功效显著，可防治失眠健忘。本品可改善更年期记忆力减退。

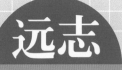

远志

『别名』小草、细草、小鸡腿、细叶远志、线茶。

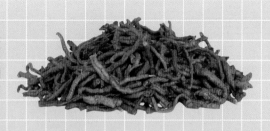

性味归经：性辛、温，味苦。归心、肾、肺经。　**保健养生剂量**：3~10克。

功效：远志具有安神益智、祛痰、消肿等功能，用于心肾不交引起的失眠多梦、健忘惊悸、神志恍惚、心神不宁、咳痰不爽、疮疡肿毒、乳房肿痛等症。

✔ **最佳营养搭配**

- 远志+茯神，改善记忆
- 远志+猪心，养心安神
- 远志+石菖蒲，安神助眠

食用注意

①远志以甘草水制后，能减去燥性、缓和药性。
②剂量过大易致恶心、呕吐。有胃炎及消化性溃疡者慎用。

远志菖蒲猪心汤

原料：远志15克，菖蒲15克，猪心250克，胡萝卜100克

调料：料酒10毫升，葱段少许，盐2克，鸡粉2克，姜片20克

做法：
①胡萝卜洗净，切片；猪心洗净，切片，余去血水；洗净的药材放入隔渣袋中，收紧袋口。
②往锅中注水烧开，放入药材袋，加入姜片、猪心、料酒，炖至猪心熟软。
③倒入备好的胡萝卜，用小火再炖15分钟，至食材熟透，放入少许盐、鸡粉。
④捞出药材袋，盛出煮好的汤料，装入碗中，放入葱段即可。

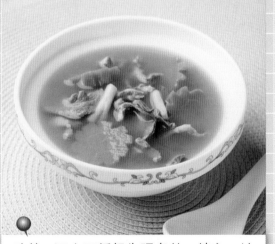

功效：远志可缓解失眠多梦、健忘、神志恍惚等症；菖蒲具有开窍醒神的功效。本品适用于更年期失眠、健忘。

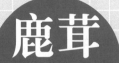
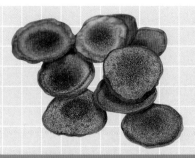

鹿茸

『别名』斑龙珠、黄毛茸、马鹿茸、青毛茸。

性味归经：性温，味甘、咸。归肾、肝经。　　**保健养生剂量**：1~2克。

功效：鹿茸有补肾壮阳、益精生血、强筋壮骨的功效，主治肾阳不足、精血亏虚所致的须发早白、健忘、畏寒肢冷、阳痿早泄、宫冷不孕、尿频遗尿、腰膝酸软、筋骨无力等病症。

✔ 最佳营养搭配

- 鹿茸+小米，补肾壮阳
- 鹿茸+党参，抗衰老
- 鹿茸+人参，补益元气

食用注意

①在使用过程中，如果出现大便干、小便黄、口干舌燥、流鼻血等情况，应停止食用。
②有高血压、肝病者须谨慎服用，内有实火者不宜服用。

鹿茸小米粥

原料：水发大米150克，水发小米100克，鹿茸7克，党参15克

调料：红糖40克

做法：
①往砂锅中注入适量清水烧开，放入备好的党参、鹿茸，倒入洗净的大米、小米，搅拌匀。
②盖上盖，用小火煮1小时至食材熟透，揭开盖，放入适量红糖。
③用汤勺搅拌均匀，略煮片刻至红糖溶化。
④关火后把煮好的粥盛出，装入碗中即可。

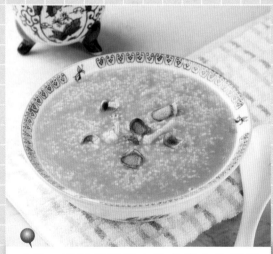

功效：鹿茸能增强人体免疫力和记忆力；党参具有补中益气的功效。本品可抗衰老，防止更年期记忆力减退。

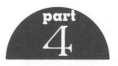

更年期保健食材推荐

　　更年期是生命中的一个重要而特殊的阶段。想要安稳地度过更年期，不仅要注重生活细节和自我保养，合理的膳食也是十分重要的。在这个阶段，大部分人都会面临免疫力、新陈代谢、消化吸收功能不同程度下降的问题，烦躁失眠、肥胖、肾虚、肠胃消化不良等问题也会频频发生，只有注重饮食，才能更好地维持健康。

　　本章主要为大家介绍了65种更年期的保健食材，包括具有益寿、减肥、补肾、防癌和健胃作用等方面的食材，同时还介绍了相关食谱、材料、做法与功效等，让读者能够了解这些食物的正确吃法，为更年期的自我调理提供一份健康指南。

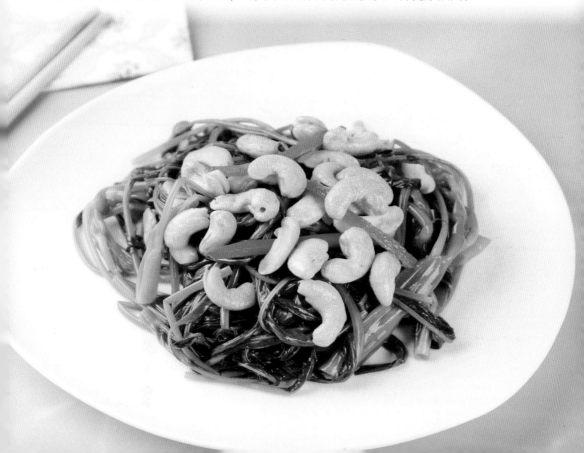

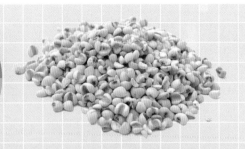

薏米

『别名』六谷米、药玉米、薏苡仁、菩提珠。

更年期益寿食材推荐

性味归经：性凉，味甘。归脾、胃、肺经。

益寿原理：薏米含蛋白质、糖类、钙、钾、铁、薏苡仁脂、维生素B_1、赖氨酸等，有促进新陈代谢和减少胃肠负担的作用，可作为病中或病后体弱患者的补益食品，常食可预防衰老、延年益寿。

✔ 最佳营养搭配
- ✅ 薏米+燕麦，补脾除湿
- ✅ 薏米+红枣，消暑解渴

✘ 禁忌搭配
- ❌ 薏米+杏仁，引起呕吐
- ❌ 薏米+菠菜，降低营养

食用注意

①薏仁所含的醣类黏性较高，吃太多可能会妨碍消化。
②便秘、尿多者及怀孕早期的妇女不宜食用。

薏米燕麦粥

原料：薏米75克，燕麦60克

做法：
①往砂锅中注水烧热，倒入备好的薏米、燕麦拌匀。
②烧开后用小火煮至熟软，持续搅拌片刻。
③关火后盛出煮好的粥，装入碗中即可食用。

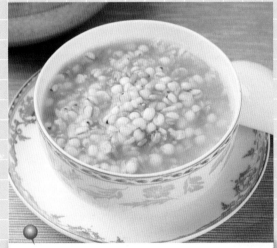

功效：燕麦含维生素B_1、膳食纤维及镁、磷、钾、铁、锌等，有改善血液循环等作用。本品可补脾除湿、延年益寿。

荞麦

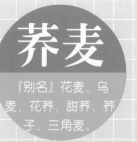

『别名』花麦、乌麦、花荞、甜荞、荞子、三角麦。

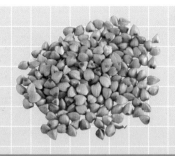

性味归经：味甘、性凉。归脾、胃、大肠。

益寿原理：荞麦含有淀粉、蛋白质、B族维生素、钙、磷、铁等，对于高脂血症及因此引起的心脑血管疾病具有良好的预防保健作用，还能够促进机体的新陈代谢，增强解毒能力。经常食用可排出体内废物，有益长寿。

✔ 最佳营养搭配

- ✅ 荞麦+牛肉，寒热互补
- ✅ 荞麦+生菜，降低血脂

✘ 禁忌搭配

- ❌ 荞麦+猪肉，头发脱落
- ❌ 荞麦+野鸡，不易消化

食用注意

①荞麦不能吃太多，否则易引起消化不良，令人头晕。
②脾胃虚寒、消化功能不佳、经常腹泻的人、体质敏感之人不宜食用荞麦。

荞麦凉面

原料：荞麦面150克，熟牛肉、胡萝卜、花菜各30克，香干20克

调料：植物油4毫升，盐、淀粉、卤汁各适量

做法：

①熟牛肉切片；胡萝卜、香干均洗净切片；花菜洗净切朵。
②往锅中注入植物油烧热，放入胡萝卜、香干、花菜炒香，加入卤汁烧开，调入盐，用淀粉勾芡。
③荞麦面入沸水中煮熟，捞出过凉水后装盘，摆上炒好的胡萝卜、香干、花菜，放上熟牛肉即可。

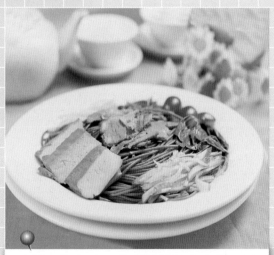

功效：荞麦是一种理想的健康食品，对高血压、冠心病、糖尿病等均有特殊保健作用。本品可预防便秘、延缓衰老。

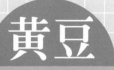
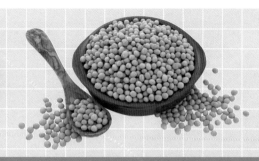

黄豆

『别名』大豆、黄大豆。

性味归经：性平，味甘。归脾、胃、大肠经。

益寿原理：黄豆富含蛋白质、多种矿物质、卵磷脂、异黄酮素、维生素B₁和维生素E等，常食不仅可防肠癌、胃癌，还因为维生素E、胡萝卜素、磷脂的含量丰富，可防止老年斑、老年夜盲症，增强老人记忆力，是延年益寿的最佳食品。

✔ 最佳营养搭配
- ✅ 黄豆+白菜，预防乳腺癌
- ✅ 黄豆+红枣，补血降血脂

✘ 禁忌搭配
- ✖ 黄豆+虾皮，影响钙的消化吸收
- ✖ 黄豆+猪血，引起消化不良

食用注意

①在食用黄豆时应将其煮熟、煮透，若黄豆半生不熟时食用，常会引起恶心、呕吐等症状。

②消化功能不良、胃脘胀痛、腹胀等患者不宜食用黄豆。

香菇白菜黄豆汤

原料：水发香菇60克，白菜50克，水发黄豆70克，白果40克

调料：盐2克，鸡粉2克，胡椒粉适量

做法：

①将白菜洗净，切成段。

②往锅中注水烧开，倒入洗净的白果、黄豆、香菇拌匀，烧开后用小火煮至食材熟软，倒入白菜，煮至断生，加盐、鸡粉、胡椒粉调味。

③关火后将煮好的汤料盛出，装入碗中即可。

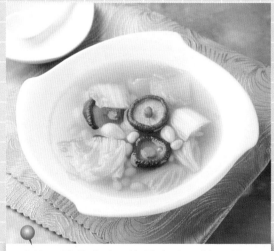

功效：香菇含有B族维生素、铁、钙、钾等，具有增强免疫力、改善便秘等功效。本品可开胃消食、强身健体。

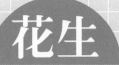

花生

『别名』长生果、长寿果、落花生。

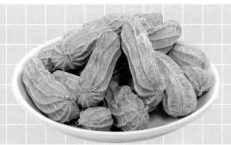

性味归经：性平，味甘。归脾、肺经。

益寿原理：花生又被称为"长寿果"，其中含有大量的碳水化合物、多种维生素以及卵磷脂和钙、铁等20多种微量元素，对老年人有滋养保健之功，不但可降低血胆固醇，同时对防止动脉粥样硬化和冠心病的发生均有效。

✔ 最佳营养搭配

- ✅ 花生+红枣，健脾、止血
- ✅ 花生+醋，增食欲、降血压

✘ 禁忌搭配

- ❌ 花生+螃蟹，导致肠胃不适
- ❌ 花生+蕨菜，腹泻、消化不良

食用注意

①花生烹饪的时间可适当延长，这样易于营养的消化、吸收。
②胆囊炎、慢性胃炎、骨折慢性肠炎等患者不宜食用。

猪皮花生眉豆汤

原料：猪皮200克，水发眉豆60克，水发花生米50克

调料：料酒4毫升，盐、鸡粉各2克，姜片少许

做法：

①洗好的猪皮去油脂，切成块。
②往砂锅中注水烧热，放入猪皮、眉豆、花生，撒上姜片，淋入料酒，烧开后用小火煮至食材熟透，加盐、鸡粉调味。
③关火后盛出煮好的汤料即可。

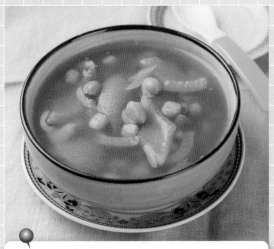

功效：猪皮富含胶原蛋白，可美容养颜，滋补身体。本品是预防心血管疾病、延年益寿的佳品。

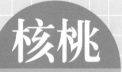

核桃

『别名』胡桃、英国胡桃、波斯胡桃。

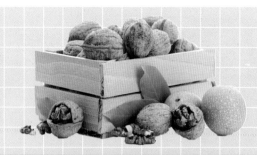

性味归经：性温，味甘。归肺、肾经。

益寿原理：核桃有润肺、补肾、壮阳、健肾等功能，是温补肺肾的理想滋补食品和良药。核桃含有亚油酸和大量的维生素E，更可提高细胞的生长速度，减少皮肤病、动脉硬化、高血压、心脏病等疾病，是养颜益寿的上佳食品。

✔ 最佳营养搭配

- ✅ 核桃+黑芝麻，补肝益肾
- ✅ 核桃+百合，润肺益肾

✘ 禁忌搭配

- ✘ 核桃+白酒，导致血热
- ✘ 核桃+黄豆，引发腹痛、腹胀

食用注意

①吃核桃时，建议不要将核桃仁表面的褐色薄皮剥掉，这样会损失一部分营养。
②肺脓肿、慢性肠炎患者不宜食用。

蜜枣核桃仁枸杞汤

原料：蜜枣125克，核桃仁100克，枸杞20克

调料：白糖适量

做法：

①将蜜枣去核，洗净；核桃仁用开水泡开，捞出沥干水；枸杞洗净备用。
②往锅中加水烧开，将蜜枣、核桃仁、枸杞放入锅中煲20分钟。
③最后放入白糖即可。

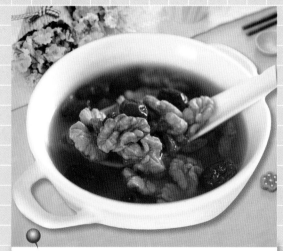

功效：核桃素有"万岁子"的美誉，含有人体不可缺少的多种微量元素。本品可增强免疫力、延缓衰老。

松子

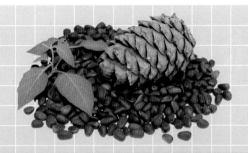

『别名』松子仁、海松子、红松果、罗松子。

性味归经：性平，味甘。归肝、肺、大肠经。

益寿原理：松子含有丰富的维生素E和铁质，因而不仅可以减轻疲劳，还能延缓细胞老化、保持青春美丽、改善贫血等。适合妊娠期、更年期或皮肤粗糙的女性食用。而老年人每天适量食用，也可活络通血、延年益寿。

✔ **最佳营养搭配**
- ☑ 松子+胡萝卜，养颜益寿
- ☑ 松子+鸡肉，预防心脏病

✘ **禁忌搭配**
- ⊗ 松子+羊肉，引起腹胀、胸闷
- ⊗ 松子+蜂蜜，腹痛腹泻

食用注意

①松子食用不可过量，过食易蓄发热毒。
②咳嗽痰多、大便溏泻者不宜食用。

松子胡萝卜丝

原料：胡萝卜80克，松仁40克

调料：盐2克，鸡粉、食用油各适量，姜末、蒜末各少许

做法：
①将洗净去皮的胡萝卜切细丝。
②往锅中注水烧开，加食用油，放入胡萝卜丝煮至断生，捞出沥干。
③用油起锅，放姜末、蒜末爆香，倒入松仁炒香，加入胡萝卜丝翻炒片刻，加盐、鸡粉炒入味即可。

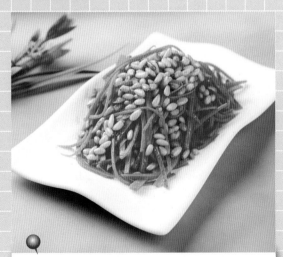

功效：胡萝卜富含胡萝卜素、钙、铁等，有很好的保健功能，被誉为"小人参"。本品可开胃消食、有益长寿。

银耳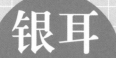

『别名』白木耳、雪耳。

性味归经：性平，味甘。归肺、胃、肾经。

益寿原理：银耳能提高肝脏解毒能力，保护肝脏功能，增强机体抗肿瘤的免疫能力。它也是一味滋补良药，特点是滋润而不腻滞，具有补脾开胃、益气清肠、安眠健胃、补脑、养阴清热、益寿的功效。

✔ 最佳营养搭配

- ✅ 银耳+山药，滋阴润肺
- ✅ 银耳+木瓜，美容美体

✘ 禁忌搭配

- ❌ 银耳+菠菜，破坏维生素C
- ❌ 银耳+蛋黄，不利消化

食用注意

①银耳宜用开水泡发，泡发后应去掉未发开的部分，特别是那些呈淡黄色的东西。
②食用变质的银耳会引发中毒反应，严重者会有生命危险。

银耳山药甜汤

原料：水发银耳160克，山药180克

调料：白糖、水淀粉各适量

做法：

①将去皮洗净的山药切小块；洗净的银耳去根，切小朵。
②往砂锅中注水烧热，倒入山药、银耳，烧开后用小火煮至食材熟软，加入白糖拌匀，转大火略煮，倒入水淀粉，煮至汤汁浓稠。
③关火后盛出煮好的山药甜汤即可。

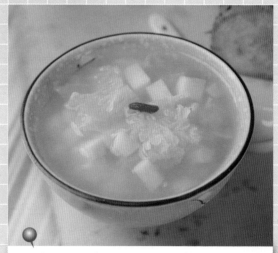

功效：山药含有黏液质、维生素A、维生素B$_1$、多酚氧化酶等，有滋阴润肺等功效。本品可补益肾虚、增强免疫力。

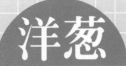

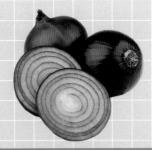

『别名』玉葱、葱头、洋葱头、圆葱。

性味归经：性温，味甘。归肝、胃、肺经。

益寿原理：洋葱可以降血脂，防治动脉硬化。它含有一种叫硒的抗氧化剂，使人体产生大量的谷胱甘肽，能让癌症发生率大大下降。洋葱具有抗糖尿病的作用，其中所含的半胱氨酸，能推迟细胞的衰老，使人延年益寿。

✔ **最佳营养搭配**
- 洋葱+猪肉，滋阴润燥
- 洋葱+鸡蛋，降压降脂

✘ **禁忌搭配**
- 洋葱+蜂蜜，伤害眼睛
- 洋葱+癞蛤蟆，导致死亡

食用注意

①洋葱不宜烧得过老，以免破坏其营养物质。
②皮肤瘙痒性疾病和患有眼疾、眼部充血者不宜食用。

洋葱炒鸡蛋

原料：鸡蛋3个，洋葱80克

调料：盐、鸡粉各3克，水淀粉、食用油各适量，蒜末、葱段各少许

做法：
①将洋葱洗净，切成细丝；鸡蛋加盐、水淀粉，调制成蛋液。
②用油起锅，倒入蛋液，翻炒至七成熟，盛出待用。
③锅底留油，放入蒜末爆香，倒入洋葱丝炒软，加盐、鸡粉调味，倒入炒好的蛋液，炒至全部食材熟透，撒上葱段炒香即可。

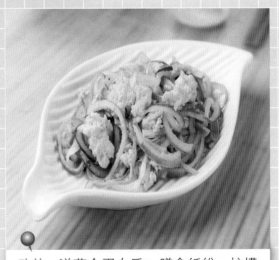

功效：洋葱含蛋白质、膳食纤维、柠檬酸盐、多糖及多种氨基酸，有健胃杀菌的功效。本品是中老年人群的保健佳品。

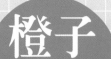

橙子

『别名』黄果、香橙、蟹橙、金球。

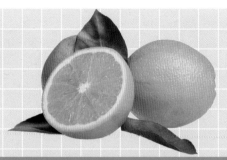

性味归经： 性凉，味酸。归肺经。

益寿原理： 橙子中含有丰富的果胶、钙、磷、铁及维生素B_1、B_2、C等多种营养成分，尤其是维生素C的含量最高，可延缓衰老。橙子有生津止渴、舒肝理气、消食开胃等功效。

✔ 最佳营养搭配

- ✅ 橙子+橘子，预防感冒
- ✅ 橙子+鸡蛋，增强免疫力

✘ 禁忌搭配

- ✘ 橙子+螃蟹，引起中毒
- ✘ 橙子+牛奶，影响消化

食用注意

①饭前或空腹时不宜食用，否则橙子所含的有机酸会刺激胃黏膜，对胃不利。
②过量食用橙子会引起中毒，出现全身变黄等症状，但对人体危害不大。

橙子汁

原料： 橙子1个

做法：
①将橙子去皮，果肉切成小块备用。
②取榨汁机，放入准备好的橙子肉，加适量的水，榨取果汁。
③将榨好的橙汁倒入杯中即可。

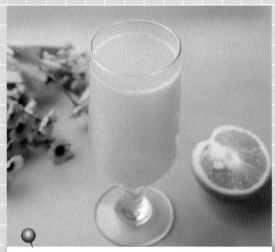

功效： 橙子富含果胶、钙、磷、铁及多种维生素，以维生素C的含量最高。本品可缓解疲劳，维持人体活力。

菠萝

『别名』凤梨、番梨、露兜子。

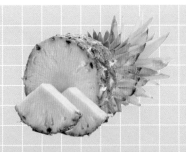

性味归经：性平，味甘。归脾、胃经。

益寿原理： 菠萝中含有促进血液循环酶素，能够促进血循环、降低血压、稀释血脂，可预防脂肪沉积。菠萝中含有的菠萝蛋白酶能有效分解食物中的蛋白质，从而起到促进肠胃蠕动、促进消化和吸收的作用。常食可延缓衰老。

✔最佳营养搭配

- ✓ 菠萝+鸡肉，补虚填精
- ✓ 菠萝+苦瓜，清热解毒

✗禁忌搭配

- ✗ 菠萝+牛奶，影响消化吸收
- ✗ 菠萝+鸡蛋，引起身体不适

食用注意

①菠萝去皮后先用食盐水浸泡片刻，既可以保持菠萝的生鲜口感，又能达到脱敏的效果。

②过敏体质、溃疡病、肾脏病、发热及患有湿疹、疥疮者不宜食用。

菠萝苦瓜鸡块汤

原料： 鸡肉块300克，菠萝肉200克，苦瓜150克

调料： 盐、鸡粉各2克，料酒6毫升，姜片、葱花各少许

做法：

①将苦瓜去瓤，洗净，切成块；菠萝肉洗净，切小块。

②往锅中注水烧开，倒入洗好的鸡肉块，余去血水，捞出待用。

③往砂锅注水烧开，倒入鸡肉块、姜片，淋入料酒，烧开后用小火煮约35分钟，倒入苦瓜、菠萝，用小火煮至食材熟透，加盐、鸡粉调味。

④关火后盛出煮好的汤料，点缀上葱花即可。

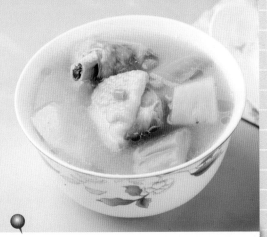

功效： 苦瓜富含蛋白质、碳水化合物及多种矿物质，可改善体内的脂肪平衡。本品可温中益气、补益身体。

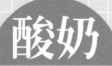
酸奶
『别名』酸牛奶。

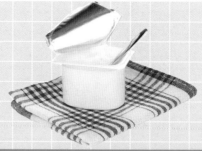

性味归经：性平，味甘。归心、肺、胃经。

益寿原理：酸奶中含有多种酶，能促进消化吸收，降低血清中胆固醇含量，预防心脑血管疾病。其中含有的过氧化物歧化酶SOD及其他抗氧化剂，能清除过量损害细胞功能的自由基，阻止细胞老化，帮助防衰老，有益于长寿。

✔ 最佳营养搭配
- ☑ 酸奶+火龙果，促进肠道健康
- ☑ 酸奶+苹果，开胃消食

✘ 禁忌搭配
- ✗ 酸奶+菠菜，破坏钙质
- ✗ 酸奶+香肠，引发癌症

食用注意
①饮用酸奶时最好不要加热，加热会杀死酸奶中的有效益生菌，使营养价值降低。
②不宜空腹饮用酸奶，因为其中的乳酸菌易被杀死，使保健作用减弱。

火龙果酸奶

原料：火龙果1/2个，酸奶200毫升

调料：蜂蜜适量

做法：
①将火龙果去皮，洗净，切成丁备用。
②将一部分火龙果丁放入碗中，加入适量蜂蜜拌匀，再用大勺将火龙果丁碾成泥。
③最后注入酸奶，加上剩余的火龙果丁做装饰即可。

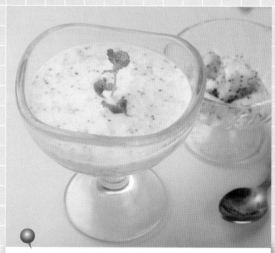

功效：火龙果含花青素，具有抗氧化、抗衰老的作用，能抑制痴呆症的发生。本品可促进消化，延缓细胞衰老。

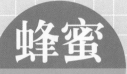

蜂蜜

『别名』白蜜、生蜂蜜、炼蜜。

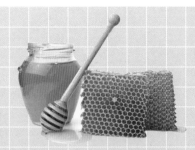

性味归经：性平，味甘。归脾、肺、大肠经。

益寿原理：蜂蜜为蜜蜂采集的花蜜，经自然发酵而成的黄白色黏稠液体，被誉为"大自然中最完美的营养食品"，可用于美容保健。蜂蜜能改善血液的成分，促进心脑和血管功能，既是良药，又是上等饮料，常食可延年益寿。

✔ **最佳营养搭配**
- 蜂蜜+西红柿，养血滋阴
- 蜂蜜+柚子，美白祛斑

✘ **禁忌搭配**
- 蜂蜜+大蒜，引起腹泻
- 蜂蜜+韭菜，降低药效

食用注意

①不可以用开水冲或高温蒸煮蜂蜜，不合理的加热会破坏蜂蜜中的营养物质。
②糖尿病人不宜服用蜂蜜。

蜂蜜葡萄柚汁

原料：葡萄柚2个

调料：蜂蜜适量

做法：
①将葡萄柚洗净，去皮，切小块。
②取榨汁机，放入准备好的食材，加入适量蜂蜜，榨取果汁。
③将榨好的葡萄柚汁倒入杯中即可。

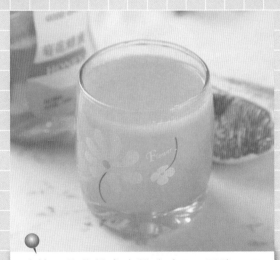

功效：葡萄柚富含维生素P、果胶，可强化皮肤、溶解胆固醇，对肥胖、便秘等有改善作用。本品可维持细胞活力。

更年期减肥食材推荐

燕麦

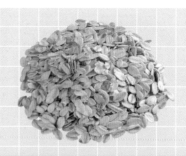

『别名』野麦、雀麦。

性味归经：性温，味甘。归肝、脾、胃。

减肥原理：燕麦有补益脾肾、润肠止汗的作用。燕麦富含可溶性纤维，可促使胆酸排出体外、降低血液中胆固醇含量，也因可溶性纤维会吸收大量水分，容易有饱足感，是瘦身者节食的极佳选择。

✔ 最佳营养搭配

- ✅ 燕麦+山药，增强免疫力
- ✅ 燕麦+百合，润肺止咳

✘ 禁忌搭配

- ❌ 燕麦+红薯，导致胀气
- ❌ 燕麦+菠菜，影响钙吸收

食用注意

①燕麦一次不宜吃太多，否则会造成胃痉挛或是胀气。
②消化功能不良、胃脘胀痛、腹泻等患者不宜食用。

脱脂奶燕麦片

原料：脱脂奶粉200克，燕麦100克，枸杞1颗

调料：白糖40克

做法：

①往锅中注水烧开，倒入备好的燕麦、脱脂奶粉。
②小火煮约40分钟至锅中食材熟透，放入白糖搅至完全溶化。
③将煮好的食材盛出，点缀上枸杞即可食用。

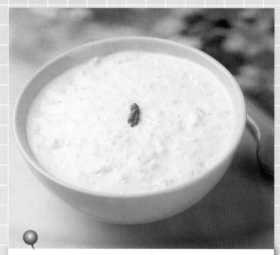

功效：脱脂奶营养丰富，且不含脂肪，是减肥者最佳的选择，搭配燕麦，容易增加饱腹感。本品可减肥瘦身。

红薯

『别名』番薯、甘薯、山芋、白薯、金薯、甜薯。

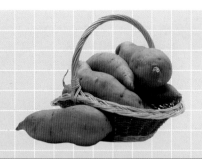

性味归经：性平，味甘。归脾、胃经。

减肥原理： 红薯的蛋白质含量高，可弥补大米、白面中的营养缺失，常食可提高人体对主食中营养的利用。由于红薯中所含的纤维质地细致，既能阻止糖类转变成脂肪，又增进饱足感，减少热量摄取，当然是减肥上品。

✔ 最佳营养搭配

- ✅ 红薯+鸡蛋，补血养颜
- ✅ 红薯+排骨，养心润肺

✘ 禁忌搭配

- ❌ 红薯+豆浆，影响消化
- ❌ 红薯+白酒，可引起结石

食用注意

①生红薯烹饪前浸入食盐水中，十几分钟后捞起红薯洗净蒸煮，可防止或减轻腹胀。
②胃及十二指肠溃疡及胃酸过多的患者不宜食用。

芝麻红薯

原料： 红薯500克，芝麻20克

调料： 白糖10克，冰糖20克，食用油适量

做法：

①芝麻炒香，盛出碾碎；冰糖砸碎；将芝麻和冰糖拌匀。

②红薯去皮洗净，切成小块，放入锅里蒸熟，稍凉时压成薯泥。

③锅中加油烧热，放入薯泥反复翻炒，炒干后调入白糖，再点入一些油，炒至呈红薯沙时撒上芝麻冰糖渣即可。

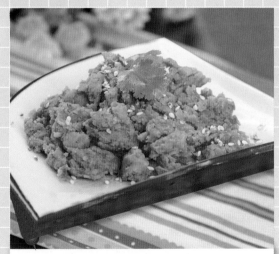

功效： 芝麻含亚油酸等不饱和脂肪酸，易被人体吸收和利用，有助于消除胆固醇。本品可降低胆固醇，有助于减肥瘦身。

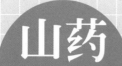

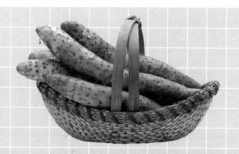

山药

『别名』怀山药、淮山药、土薯、山薯、玉延。

性味归经：性平，味甘。归肺、脾、肾经。

减肥原理：山药内含淀粉酶消化素，能分解蛋白质和糖，有减肥轻身的作用。对于体瘦者，山药含有丰富的蛋白质以及淀粉等营养，又可增胖。这种具有双重调节的功能，使得山药获得"身体保持使者"之美称。

✔ 最佳营养搭配

- ✅ 山药+红枣，补血养颜
- ✅ 山药+猪肚，提高免疫力

✘ 禁忌搭配

- ❌ 山药+黄瓜，降低营养
- ❌ 山药+香蕉，引起腹痛

食用注意

①山药切片后需立即浸泡在盐水中，以防止氧化发黑。

②山药不要生吃，因为生的山药里有一定的毒素。山药也不可与碱性药物同服。

山药肚片

原料：山药300克，熟猪肚200克，青椒、红椒各40克

调料：盐、鸡粉各2克，料酒4毫升，生抽5毫升，水淀粉、食用油各适量，姜片、蒜末、葱段各少许

做法：

①山药洗净去皮，切成片；青椒、红椒洗净，去籽，切块；熟猪肚切成片。

②锅中注水烧开，加食用油，放山药片、青椒、红椒煮熟，捞出沥干。

③用油起锅，放姜片、蒜末、葱段爆香，倒入焯过水的食材炒匀，放入猪肚，加料酒、生抽、盐、鸡粉调味，倒水淀粉炒入味即可。

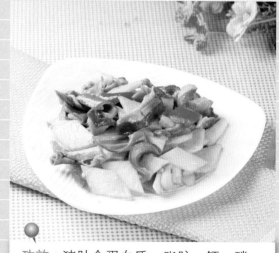

功效：猪肚含蛋白质、脂肪、钙、磷、铁、维生素B$_2$、烟碱酸等，可补益脾胃。本品能滋阴润燥、促进新陈代谢。

土豆

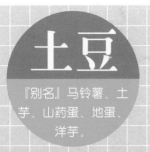

『别名』马铃薯、土芋、山药蛋、地蛋、洋芋。

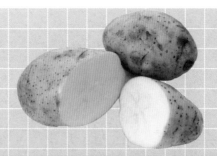

性味归经：味甘，性平。归胃、大肠经。

减肥原理：土豆含有膳食纤维，有促进胃肠蠕动和加速胆固醇在肠道内代谢的功效，具有通便和降低胆固醇的作用，可以治疗便秘和预防血胆固醇增高。土豆低热能、高蛋白，含有多种维生素和微量元素，是理想的减肥食品。

✔ **最佳营养搭配**
- 土豆+牛肉，酸碱平衡
- 土豆+茄子，预防高血压

✘ **禁忌搭配**
- 土豆+香蕉，引起面部生斑
- 土豆+柿子，导致消化不良

食用注意

①凡腐烂、霉烂或生芽较多的土豆，因含过量龙葵素，极易引起中毒，一律不能食用。
②土豆宜去皮吃，有芽眼的部分应挖去，以免中毒。

肉末南瓜土豆泥

原料： 土豆300克，南瓜200克，瘦肉末120克

调料： 料酒8毫升，生抽5毫升，盐4克，鸡粉2克，香油3毫升，食用油适量，葱花少许

做法：
①土豆、南瓜去皮，洗净，切小块，装入大碗中。
②热锅注油烧热，倒入肉末炒变色，淋入料酒、生抽、盐、鸡粉调味，盛出备用。
③将土豆、南瓜入蒸锅中，蒸熟取出，剁成泥状装入碗中，放入肉末、葱花，加盐、香油拌至入味。
④把拌好的食材盛出，装盘即可。

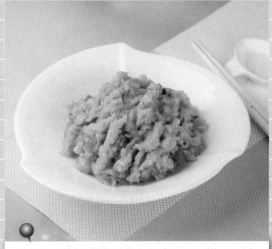

功效：南瓜内富含维生素和果胶，果胶能粘结体内毒素和其他有害物质，起到解毒作用。本品是排毒瘦身的佳品。

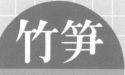

竹笋

『别名』笋、闽笋。

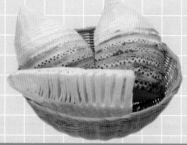

性味归经： 性微寒，味甘。归胃、大肠经。

减肥原理： 竹笋有消炎、发豆疹、利九窍、通血脉、化痰涎、消食胀等功效，其中所含的粗纤维对肠胃有促进蠕动的功用，不仅对治疗便秘有一定的效用，同时还能减少机体对脂肪的吸收利用，有利于保持身材。

✔ 最佳营养搭配

- ✅ 竹笋+黑木耳，降脂减肥
- ✅ 竹笋+鸡肉，暖胃益气

✘ 禁忌搭配

- ❌ 竹笋+羊肉，导致腹痛
- ❌ 竹笋+豆腐，易形成结石

食用注意

①竹笋在食用前应先用开水焯过，以去除笋中的草酸。

②近笋尖部的地方宜顺切，下部宜横切，这样烹制时不但易熟烂，而且更易入味。

鲜竹笋炒木耳

原料： 竹笋200克，黑木耳150克

调料： 盐5克，味精3克，葱段、食用油各适量

做法：

①竹笋洗净，切滚刀块；黑木耳泡发洗净，切粗丝。

②竹笋入沸水中焯水，取出控干水分，备用。

③锅中放油，爆香葱段，下入竹笋、黑木耳炒熟，调入盐、味精，炒至入味即可。

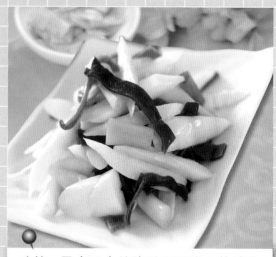

功效： 黑木耳中的胶质可吸附人体消化系统内的灰尘杂质，起清涤肠胃的作用。本品可润肠通便、降脂减肥。

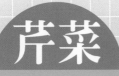

芹菜

『别名』蒲芹、香芹。

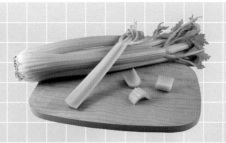

性味归经：性凉，味甘、辛。归肺、胃、肝经。

减肥原理：芹菜含水分和纤维素较多，同时还含有一种能使脂肪快速分解的化学物质。芹菜含有丰富的膳食纤维，能促进新陈代谢、刮洗肠壁、消减脂肪，让排便更顺畅，而且芹菜是低热量的食材，多吃可以瘦身。

✔ 最佳营养搭配

- ✅ 芹菜+牛肉，增强免疫力
- ✅ 芹菜+花生，抗衰老

✘ 禁忌搭配

- ✘ 芹菜+南瓜，引起腹胀不适
- ✘ 芹菜+兔肉，引起脱发

食用注意

①芹菜叶中所含的胡萝卜素和维生素C比茎多，因此吃时不要把能吃的嫩叶扔掉。
②男性多吃芹菜会抑制睾丸酮的生成，从而有杀精作用，会减少精子数量。

醋拌芹菜

原料：芹菜梗200克，彩椒10克，芹菜叶25克，熟白芝麻少许

调料：盐2克，白糖3克，陈醋15毫升，香油10毫升

做法：
①彩椒洗净，去籽，切细丝；洗好的芹菜梗切成段。
②往锅中注水烧开，倒入芹菜梗略煮，放入彩椒煮至断生，捞出备用。
③将焯过水的食材倒入碗中，放入芹菜叶，加盐、白糖、陈醋、香油、白芝麻拌匀即可。

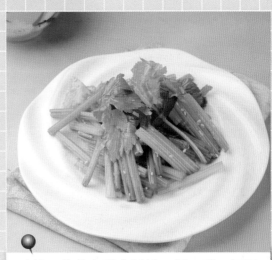

功效：芹菜含膳食纤维、钙、磷、钾及多种维生素，可改善神经衰弱、清热利湿。本品可清热解毒、利水消肿。

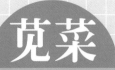
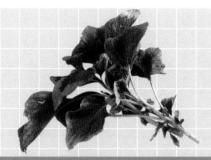

苋菜

『别名』刺苋菜、野苋菜、雁来红。

性味归经：性凉，味微甘。归肺、大肠经。

减肥原理：苋菜富含易被人体吸收的钙质，对牙齿和骨骼的生长可起到促进作用，并能维持正常的心肌活动，防止肌肉痉挛。苋菜还是减肥餐桌上的主角，常食可以减肥轻身，促进毒素的排出，防止便秘。

✔ 最佳营养搭配
- ✓ 苋菜+鸡蛋，滋阴润燥
- ✓ 苋菜+虾仁，补虚助长

✘ 禁忌搭配
- ✗ 苋菜+牛奶，影响钙的吸收
- ✗ 苋菜+菠菜，降低营养价值

食用注意

①苋菜不宜一次食入过多，否则容易引起皮肤方面的疾患。
②消化不良、腹满、肠鸣、大便稀薄等脾胃虚寒者不宜食用。

橄榄油芝麻苋菜

原料：苋菜200克，熟白芝麻少许

调料：盐2克，橄榄油、蒜片各少许，高汤250毫升

做法：
①往砂锅中注水烧开，倒入洗净的苋菜，煮至变软，捞出水分。
②锅置火上，倒橄榄油，放蒜片爆香，注入高汤略煮，加盐煮沸，撒上白芝麻拌匀，调成味汁。
③关火后盛出味汁，浇在苋菜上即可食用。

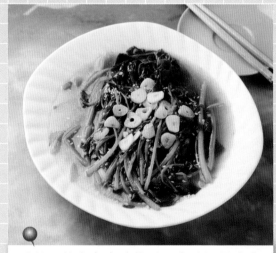

功效：芝麻富含矿物质，有助于骨头生长、美化肌肤、增强记忆力。本品可清热利湿、减肥轻身。

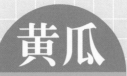

黄瓜

『别名』胡瓜、青瓜。

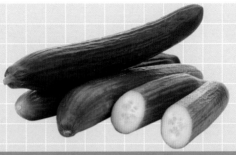

性味归经：性凉，味甘。归肺、大肠经。

减肥原理：黄瓜含水量高，是美容瓜菜，经常食用可起到延缓皮肤衰老的作用。它含有维生素B_1和维生素B_2，可防止口角炎、唇炎。其中所含的丙醇二酸，可抑制糖类物质转变为脂肪，起到排毒瘦身的功效。

✔ **最佳营养搭配**

- ☑ 黄瓜+大蒜，排毒瘦身
- ☑ 黄瓜+豆腐，降低血脂

✘ **禁忌搭配**

- ☒ 黄瓜+花生，导致腹泻
- ☒ 黄瓜+菠菜，降低营养

食用注意

①煮黄瓜最合适的时间是在晚饭前。一定要注意，要在吃其他饭菜前食用。

②有肝病、心血管病、肠胃病以及高血压的人不宜吃腌黄瓜。

麦冬烧黄瓜

原料：黄瓜170克，麦冬15克，红椒10克

调料：盐2克，鸡粉2克，水淀粉3毫升，食用油适量，蒜末少许

做法：

①黄瓜洗净去皮，斜切成小块；洗净的红椒，切小块；麦冬洗净。

②用油起锅，放蒜末爆香，倒入红椒、黄瓜、麦冬炒匀，放盐、鸡粉调味，加水炒至食材熟软，倒入水淀粉炒匀。

③将炒好的食材盛出即可。

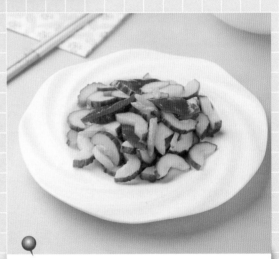

功效：黄瓜含有人体生长发育所必需的多种糖类和氨基酸，可有效地对抗衰老。本品可促进毒素排出。

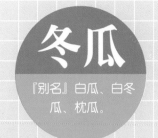

冬瓜

『别名』白瓜、白冬瓜、枕瓜。

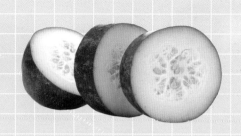

性味归经：性凉，味甘。归肺、大肠、小肠、膀胱经。

减肥原理：冬瓜能养胃性津、降低食欲，促使体内淀粉、糖转化为热能，而不变成脂肪。此外，冬瓜不含脂肪，富含丙醇二酸，可利尿排湿，还能有效控制体内的糖类转化为脂肪，防止体内脂肪堆积，起到排毒瘦身的作用。

✔ 最佳营养搭配

- ✅ 冬瓜+螃蟹，减肥健美
- ✅ 冬瓜+海带，降低血压

✘ 禁忌搭配

- ❌ 冬瓜+鲫鱼，导致脱水
- ❌ 冬瓜+醋，降低营养价值

食用注意

①冬瓜是一种解热利尿比较理想的日常食物，连皮一起煮汤，效果更明显。
②因冬瓜性寒，故久病不愈者与阴虚火旺、脾胃虚寒、易泄泻者不宜食用。

上汤冬瓜

原料：冬瓜100克，火腿、猪瘦肉各20克，香菇、薄荷叶各适量

调料：盐3克，鸡粉2克，水淀粉、料酒、食用油、蒜末各少许

做法：

①冬瓜去皮洗净，切片；火腿、瘦肉、香菇均洗净，切丝；瘦肉丝加料酒、盐、鸡粉、水淀粉腌制入味；薄荷叶洗净备用。

②用油起锅，倒入瘦肉滑至转色。另起锅，倒蒜末爆香，放冬瓜炒匀，加瘦肉、火腿、香菇，淋适量清水，炒至食材熟透，加盐、鸡粉调味。

③将炒好的食材盛出，摆上薄荷叶即可食用。

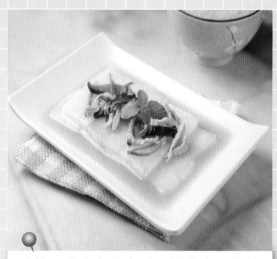

功效：猪肉含蛋白质、维生素B_1和锌等，有滋养脏腑、补中益气、滋阴养胃之功效。本品是肥胖者的理想菜肴。

黑木耳

『别名』树耳、木蛾、黑菜。

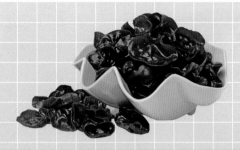

性味归经：性平，味甘。归肺、胃、肝经。

减肥原理： 黑木耳的蛋白质含量甚高，被称之"素中之荤"，是一种营养颇丰的食品。黑木耳含有丰富的纤维素和一种特殊的植物胶质，能促进肠胃蠕动，促进肠道脂肪的排泄，减少食物脂肪的吸收，从而防止肥胖发生。

✔ 最佳营养搭配

- ✓ 黑木耳+黄瓜，减肥瘦身
- ✓ 黑木耳+白菜，润喉止咳

✗ 禁忌搭配

- ✗ 黑木耳+田螺，不利于消化
- ✗ 黑木耳+野鸭，消化不良

食用注意

①鲜木耳含有毒素，不可食用。当鲜木耳加工干制后，所含毒素便会被破坏消失。
②黑木耳有活血抗凝的作用，有出血性疾病的人、孕妇不宜食用。

小炒木耳丝

原料： 水发黑木耳150克，红椒15克

调料： 豆瓣酱10克，盐3克，鸡粉2克，料酒5毫升，水淀粉10毫升，食用油适量，姜片、蒜末、葱白各少许

做法：
①黑木耳、红椒洗净，切成丝。
②往锅中注水烧开，放食用油，倒入木耳丝煮至断生，捞出沥干。
③用油起锅，倒蒜末、姜片、葱白、红椒爆香，放入木耳丝炒匀，加料酒、盐、鸡粉、豆瓣酱炒入味，倒水淀粉勾芡即可。

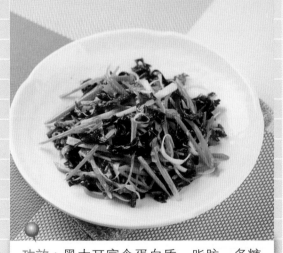

功效： 黑木耳富含蛋白质、脂肪、多糖等营养素，具有补血气及强壮身体之功能。本品可强身健体、清理肠道。

魔芋

『别名』蛇六谷、磨芋、鬼头、蜈蜀。

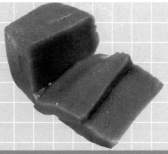

性味归经：性温，味甘、辛。归心、脾经。

减肥原理：魔芋富含植物纤维素，帮助活跃肠道功能，可加快排泄体内有害毒素。此外，魔芋热量极低，在充分满足人们的饮食快感的同时不会增肥，无须刻意节食，便能达到均衡饮食从而取得理想减肥效果。

✔ **最佳营养搭配**
- ✅ 魔芋+猪肉，滋补营养
- ✅ 魔芋+鸭肉，去湿热，提高免疫力

✘ **禁忌搭配**
- ❌ 魔芋+蜂蜜，易导致腹泻，
- ❌ 魔芋+苋菜，易破坏营养素

食用注意

①蒸或清炒可减少魔芋表面的水分，使魔芋吃起来很有嚼头。
②生魔芋有毒，必须煎煮3小时以上方可食用。

海蜇拌魔芋丝

原料：海蜇丝120克，魔芋丝140克，彩椒70克

调料：盐、鸡粉各少许，白糖3克，香油2毫升，陈醋5毫升，蒜末少许

做法：
①彩椒洗净，切条，备用。
②往锅中注水烧开，倒入海蜇丝、魔芋丝煮半分钟，再放入彩椒略煮，捞出沥干。
③把焯过水的食材装入碗中，放入蒜末、盐、鸡粉、白糖，淋入香油、陈醋调味。
④将拌好的食材装盘即可。

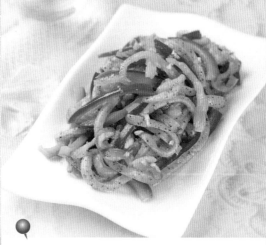

功效：魔芋有降低胆固醇含量、预防动脉硬化等功效。海蜇可清热解毒、润肠消积。本品可减肥瘦身。

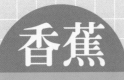

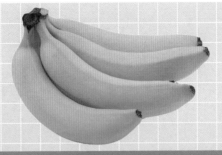

香蕉

『别名』蕉果。

性味归经：性寒，味甘。归脾、胃经。

减肥原理： 香蕉含有丰富的钾，是食物中排名第一的"美腿高手"，它所含的丰富的钾元素能帮助你伸展腿部肌肉和预防腿抽筋。香蕉中淀粉含量很高，很容易让肠胃有饱足感，很多人用来当作减肥的主食来源。

✔ 最佳营养搭配

- ✅ 香蕉+燕麦，改善睡眠
- ✅ 香蕉+樱桃，减肥通便

✘ 禁忌搭配

- ❌ 香蕉+芋头，引起腹胀
- ❌ 香蕉+红薯，引起身体不适

食用注意

①如果空腹吃香蕉会造成肠胃的提前工作，长期空腹吃香蕉不利于身体的健康。
②香蕉中含有大量的钾、镁元素，可加重肾脏的负担，所以肾病患者不宜食用香蕉。

樱桃香蕉

原料： 香蕉120克，樱桃50克，酸奶80毫升

做法：
①香蕉剥皮，取果肉，切段。
②取一个水晶托盘，倒入酸奶。
③放入香蕉，最后点缀上洗净的樱桃即可。

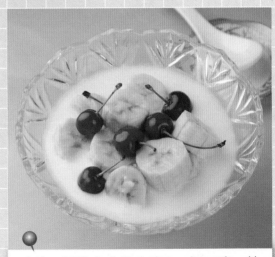

功效： 樱桃富含维生素A、钙、磷、铁及多种生物素，是一种低热量、高纤维的水果。本品可美容养颜、瘦身纤体。

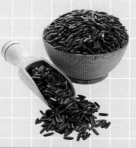

黑米

『别名』血糯米。

性味归经：性平，味甘。归脾、胃经。

补肾原理： 黑米含蛋白质、糖类、维生素B_1、维生素C、钙、铁、磷等营养成分。多食黑米具有开胃益中、暖脾暖肝、明目活血、滑涩补精之功，对于少年白发、病后体虚以及贫血、肾虚均有很好的补养作用。

✔ 最佳营养搭配

- ✔ 黑米+红豆，气血双补
- ✔ 黑米+百合，开胃益中

✘ 禁忌搭配

- ✘ 黑米+鸡蛋，降低营养
- ✘ 黑米+四环素，形成不溶物

食用注意

①黑米粒外部有坚韧的种皮包裹，不易煮烂，应先浸泡一夜再煮。
②黑米粥若不煮烂，对消化功能较弱的孩子和老弱病者坏处更大。

更年期补肾食材推荐

百合黑米粥

原料： 水发大米120克，水发黑米65克，鲜百合40克

调料： 盐2克

做法：

①将大米、黑米洗净；往砂锅中注水烧热，倒入备好的大米、黑米，放入洗好的百合拌匀。
②烧开后用小火煮约40分钟至熟，放入盐拌匀，煮至粥入味。
③关火后盛出煮好的粥即可。

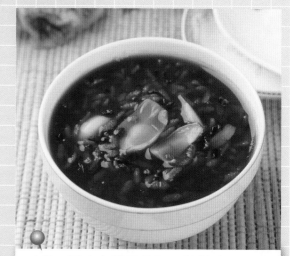

功效： 黑米有滋阴养颜、补益脾胃等功效；百合有润肺止咳、清心安神之功。本品可开胃益中、补益肾虚。

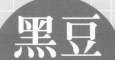

黑豆

『别名』乌豆、黑大豆、稽豆、马料豆。

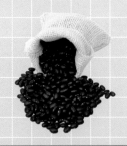

性味归经：性平，味甘。归心、肝、肾经。

补肾原理：黑豆富含多种维生素，其中维生素E和B族维生素含量最高，有美容养颜的功效。"黑豆乃肾之谷"黑色属水，水走肾，所以肾虚的人食用黑豆可以祛风除热、调中下气、解毒利尿，可以有效地缓解肾虚引起的不适。

✔ 最佳营养搭配

- 🗹 黑豆+橙子，为身体提供全面营养
- 🗹 黑豆+黑芝麻，补肾

✘ 禁忌搭配

- ⊗ 黑豆+菠菜，破坏营养
- ⊗ 黑豆+茄子，影响营养吸收

食用注意

①黑豆对健康虽有如此多的功效，但不适宜生吃，尤其是肠胃不好的人会出现胀气现象。
②建议用黑豆做豆浆食用，可补充体内所需的微量元素。

黑豆芝麻豆浆

原料：水发黑豆110克，黑芝麻20克

调料：白糖20克

做法：

①取榨汁机，注入适量清水，放入洗净的黑豆，榨成细末状，倒出材料，滤取豆汁待用。

②取榨汁机，倒入洗净的黑芝麻，倒入豆汁，搅拌至材料呈糊状，倒入碗中即成生豆浆。

③汤锅置旺火上，倒入生豆浆，大火煮至汁水沸腾，撇去浮沫，撒上白糖，拌至糖分完全溶化即可。

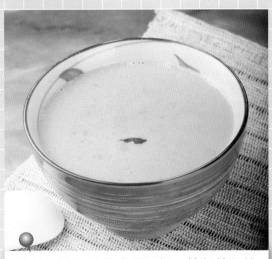

功效：黑豆具有消肿下气、补肾益阴的功效。本品可预防心血管疾病、补肝益肾。

黑芝麻

『别名』巨胜、胡麻、油麻、脂麻。

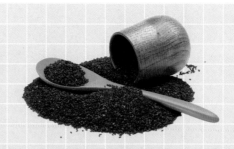

性味归经：性平，味甘。归肝、肾、肺、脾经。

补肾原理：黑芝麻中所含的亚油酸等不饱和脂肪酸，容易被人体分解、吸收和利用，能促进胆固醇代谢，有助于消除动脉血管壁上的胆固醇沉积。芝麻含丰富的蛋白质、脂肪、矿物质及维生素，能补肝益肾、强身健体。

✔ 最佳营养搭配
- ⊘ 黑芝麻+海带，美容抗衰
- ⊘ 黑芝麻+核桃，改善睡眠

✘ 禁忌搭配
- ⊗ 黑芝麻+螃蟹，降低营养价值
- ⊗ 黑芝麻+狗肾，引起上火

食用注意

①芝麻仁外面有一层稍硬的蜡，把它碾碎后食用才能使人体吸收到营养。
②患有慢性肠炎、便溏腹泻等病症患者不宜食用。

黑芝麻核桃粥

原料：黑芝麻15克，核桃仁30克，糙米120克

调料：白糖6克

做法：
①将核桃仁压碎倒入碗中，待用。
②往汤锅中注入适量清水，用大火烧热，倒入洗净的糙米拌匀，烧开后用小火煮30分钟至糙米熟软。
③倒入备好的核桃仁，用小火煮10分钟至食材熟烂，倒入黑芝麻拌匀，加入适量白糖，煮至白糖溶化。
④将粥盛出，装入碗中即可。

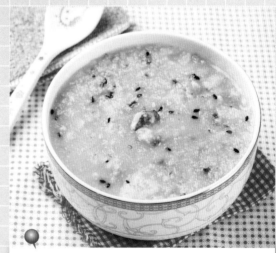

功效：核桃含有蛋白质、钙、磷、铁、锌等，能增强记忆力，强筋健骨。本品可补肝益肾，强身健体。

腰果

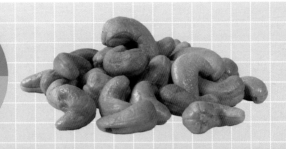

『别名』肾果、树花生、鸡腰果。

性味归经：性平，味甘。归脾、胃、肾经。

补肾原理： 腰果中的某些营养素有软化血管的作用，可保护血管。常食可以提高机体抗病能力、增进性欲。中医讲以形补形，腰果的外形酷似肝脏肾，在医经中腰果被命为脾胃肾经，有补脑养血、补肾健脾的功效。

✔ 最佳营养搭配

- 腰果+莲子，养心安神
- 腰果+空心菜，补润五脏

✘ 禁忌搭配

- 腰果+鸡蛋，易导致腹痛、腹泻
- 腰果+柿子，损害身体健康

食用注意

①经常食用腰果有强身健体、提高机体抗病能力、增进性欲、增加体重等作用。
②腰果含的脂肪酸属于良性脂肪酸的一种，虽不易使人发胖，但仍不宜食用过多。

腰果炒空心菜

原料： 空心菜100克，腰果70克，彩椒15克

调料： 盐2克，白糖、鸡粉、食粉各3克，水淀粉、食用油各适量，蒜末少许

做法：
①彩椒洗净，切细丝。
②往锅中注水烧开，撒上食粉，倒入洗净的腰果略煮，捞出；放入洗净的空心菜，煮至断生，捞出；热锅注油烧热，倒入腰果炸出香味，捞出。
③用油起锅，倒入蒜末爆香，倒入彩椒丝、空心菜炒匀，加盐、白糖、鸡粉、水淀粉调味。
④关火后盛出炒好的菜肴，点缀上熟腰果即可。

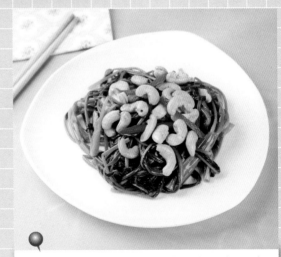

功效：空心菜含有纤维素、钙、钾及多种维生素等，有清热解毒、凉血利尿等作用。本品可增强免疫力、补润五脏。

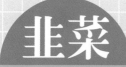

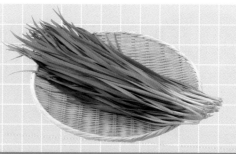

『别名』韭、丰本、扁菜、懒人菜、起阳草。

性味归经：性温，味甘、辛。归肝、肾经。

补肾原理： 韭菜又叫起阳草，味道非常鲜美，还有其独特的香味。韭菜的独特辛香味是其所含的硫化物形成的，有一定的杀菌消炎作用，有助于人体提高自身免疫力。中医认为，韭菜性温，能温肾助阳，益脾健胃，行气理血。

✔ 最佳营养搭配

- ✅ 韭菜+黄豆芽，排毒瘦身
- ✅ 韭菜+虾，补肾壮阳

✘ 禁忌搭配

- ✘ 韭菜+蜂蜜，导致腹泻
- ✘ 韭菜+白酒，容易上火

食用注意

①隔夜的熟韭菜不宜食用，以免发生亚硝酸盐中毒。
②消化不良或肠胃功能较弱的人吃韭菜容易烧心，不宜多吃。

韭菜花炒河虾

原料： 韭菜200克，河虾100克，彩椒40克

调料： 盐3克，鸡粉2克，料酒10毫升，水淀粉、食用油各适量，姜片、蒜末各少许

做法：
①韭菜洗净，切段；彩椒洗净，切粗丝；虾洗净备用。
②往锅中注水烧开，淋料酒，倒入虾，煮熟后捞出。
③用油起锅，放姜片、蒜末爆香，倒入虾、彩椒丝炒匀，淋料酒，倒入韭菜炒至断生，加盐、鸡粉调味，倒入水淀粉，炒至食材入味即可。

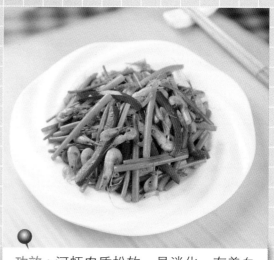

功效： 河虾肉质松软，易消化，有养血固精、益气滋阳等功效。本品可保护血管、补肾壮阳。

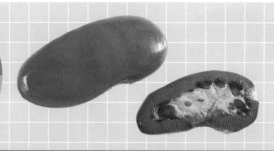

猪腰

『别名』猪肾、猪腰子。

性味归经：性平，味甘、咸。入肾经。

补肾原理：猪腰含有蛋白质、脂肪、碳水化合物、钙、磷、铁和维生素等，有健肾补腰、和肾理气之功效。中医认为，猪腰性平，味咸，归肾经，具有补肾益精、利水的功效，主治肾虚腰痛、遗精盗汗、身面浮肿等症。

✔ 最佳营养搭配
- ✅ 猪腰+黄花菜，补肾
- ✅ 猪腰+黑木耳，改善肾虚

✘ 禁忌搭配
- ⊗ 猪腰+白萝卜，影响消化
- ⊗ 猪腰+芦笋，易伤脾胃

食用注意

①吃腰花时，一定要将肾上腺割除干净。
②血脂偏高者、高胆固醇者不宜食用。

黄花菜枸杞猪腰汤

原料：水发黄花菜150克，猪腰200克，枸杞10克

调料：料酒8毫升，生抽4毫升，盐2克，鸡粉2克，水淀粉5毫升，食用油适量，姜片、葱花各少许

做法：
①洗好的黄花菜去蒂；处理干净的猪腰打花刀，切小块。
②往锅中注水烧开，放入黄花菜，煮至断生捞出；猪腰入沸水，汆至变色，捞出备用。
③用油起锅，放姜片爆香，倒入猪腰，淋料酒炒香，放入黄花菜续炒，放盐、鸡粉、生抽、水淀粉调味，放入枸杞炒匀即可。

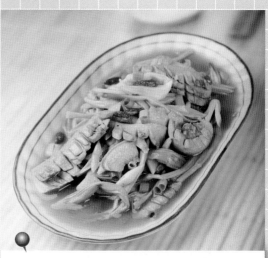

功效：黄花菜含胡萝卜素、核黄素、卵磷脂及钙、铁等，对增强大脑功能有重要作用。本品可健脑益智、补肾益精。

乌鸡

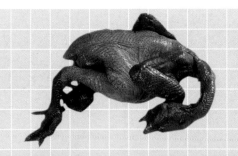

『别名』黑脚鸡、乌骨鸡、泰和鸡、药鸡。

性味归经：性平，味甘。归肝、肾经。

补肾原理：乌鸡有滋补肝肾、益气补血、滋阴清热、调经活血等功效，特别是对妇女的气虚、血虚、脾虚、肾虚等症以及妇女更年期综合征等尤为有效。乌鸡有相当高的滋补药用价值，特别是富含极高滋补药用价值的黑色素。

✔ 最佳营养搭配

- 乌鸡+红枣，补血养颜
- 乌鸡+黑豆，滋阴补肾

✘ 禁忌搭配

- 乌鸡+兔肉，引起中毒
- 乌鸡+虾，引起身体不适

食用注意

①乌鸡连骨熬汤，滋补效果最佳。炖煮时最好使用砂锅文火慢炖最好。

②乌鸡多食能生痰助火，生热动风，故感冒发热或湿热内蕴者不宜食用。

红枣山药乌鸡汤

原料：乌鸡块350克，山药160克，红枣15克

调料：盐、鸡粉各2克，胡椒粉1克，料酒少许，姜片、葱段各少许

做法：

①山药洗净去皮，切滚刀块。

②往锅中注水烧开，倒入乌鸡块汆去血水，捞出待用。

③往砂锅注水烧热，放入红枣、姜片、葱段煮沸，倒入乌鸡块，淋入料酒，拌匀，烧开后用小火煮约1小时，倒入山药块续煮约20分钟，加盐、鸡粉、胡椒粉调味，煮至其入味。

④关火后盛出煮好的乌鸡汤即可。

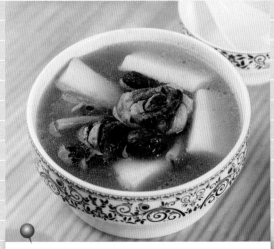

功效：山药质润兼涩，补而不腻，具有健脾益肺、补肾固精、养阴生津的功效。本品可清洁血液、滋阴补肾。

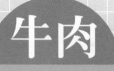

牛肉

『别名』黄牛肉。

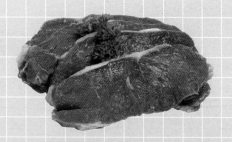

性味归经：性平，味甘。归脾、胃经。

补肾原理：牛肉含蛋白质、脂肪、维生素B$_1$、维生素B$_2$、磷、钙、铁、胆甾醇等，牛肉蛋白质中所含必需氨基酸甚多，故其营养价值甚高。牛肉可以补脾胃、补肾、益气、强筋骨，可治消渴、脾弱不运、浮肿、腰膝酸软等症。

✔ **最佳营养搭配**

- 牛肉+白萝卜，补五脏、益气血
- 牛肉+洋葱，补脾健胃

✖ **禁忌搭配**

- 牛肉+生姜，易助内热生火
- 牛肉+红糖，引起腹胀

食用注意

①牛肉不易熟烂，烹饪时放少许山楂、橘皮或茶叶有利于熟烂。

②牛肉的肌肉纤维较粗糙不易消化，故老人及消化能力弱的人不宜多吃。

红薯炒牛肉

原料：牛肉、红薯各200克，青、红椒块少许

调料：盐4克，食粉、鸡粉各适量，生抽3毫升，料酒4毫升，水淀粉10毫升，食用油、蒜末、葱各适量

做法：

①红薯去皮洗净，切片；葱洗净切花；牛肉洗净，切片，加食粉、生抽、盐、水淀粉、食用油腌渍入味。

②将红薯、青椒、红椒焯水，捞出备用；牛肉汆至转色捞出。

③油锅入蒜、葱爆香，倒牛肉炒匀，淋料酒，加红薯、青、红椒炒匀，加生抽、盐、鸡粉调味，加水淀粉勾芡即可。

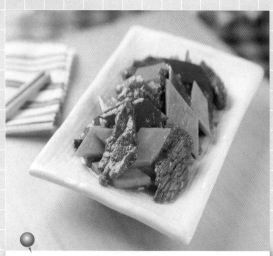

功效：红薯含膳食纤维、胡萝卜素和多种维生素，可预防心脑血管疾病。本品可保护胃黏膜，益气补肾。

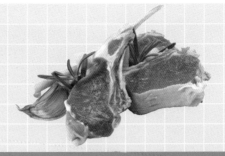

羊肉

『别名』羘肉、羯肉。

性味归经：性热，味甘。归脾、胃、肾、心经。

补肾原理：羊肉富含蛋白质、脂肪，还含有维生素B_1、维生素B_2及矿物质钙、磷、铁、钾等。中医说羊肉味甘而不腻，性温而不燥，具有补肾壮阳、暖中祛寒、温补气血的功效，所以冬天吃羊肉，既能抵御风寒，又可滋补身体。

✔ 最佳营养搭配

- ✅ 羊肉+香菜，治疗腹痛
- ✅ 羊肉+山药，健脾胃

✘ 禁忌搭配

- ❌ 羊肉+乳酪，产生不良反应
- ❌ 羊肉+竹笋，引起中毒

食用注意

①吃羊肉时宜搭配凉、甘平性蔬菜，能起到清凉滋补、解毒去火的作用。

②羊肉甘温大热，食用过多易加重病情。

香菜炒羊肉

原料：香菜100克，羊肉300克，彩椒丝10克

调料：盐3克，味精2克，葱姜酒汁、水淀粉、白糖、蚝油、食用油各适量，姜丝15克

做法：

①香菜洗净，切成段；羊肉洗净，切成丝，加盐、味精、葱姜酒汁、水淀粉拌匀腌渍。

②锅中注油烧热，倒入羊肉滑至熟，捞出备用。

③锅底留油，倒入姜丝炒香，放香菜炒匀，加盐、味精、白糖、蚝油调味，倒入羊肉炒入味，用水淀粉勾芡，倒入彩椒丝炒匀即可。

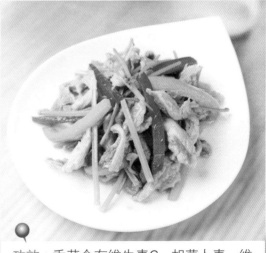

功效：香菜含有维生素C、胡萝卜素、维生素B_1、维生素B_2等，能健胃消食、利尿通便。本品可缓解腹痛，补肾壮阳。

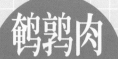
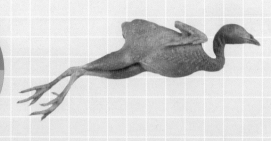

鹌鹑肉

『别名』鹌鸟肉、赤喉鹑肉。

性味归经：性平，味甘。归大肠、脾、肺、肾经。

补肾原理： 现代医学研究发现，鹌鹑肉中蛋白质含量高，脂肪、胆固醇含量极低，而且富含芦丁、磷脂、多种氨基酸等，有补脾益气、健筋骨、固肝肾之功效，同时对人的神经衰弱、胃病、肺病均有一定的辅助治疗作用。

✔ **最佳营养搭配**
- ✅ 鹌鹑肉+红枣，补血养颜
- ✅ 鹌鹑肉+苦瓜，补肝益肾

✘ **禁忌搭配**
- ❌ 鹌鹑肉+黑木耳，引发痔疮
- ❌ 鹌鹑肉+猪肝，易使色素沉着

食用注意

①感冒期间不宜食用鹌鹑肉。
②高血压、肥胖症患者不宜食用。

红烧鹌鹑

原料： 鹌鹑肉300克，豆干200克，胡萝卜90克，香菇适量

调料： 料酒、生抽各6毫升，盐、白糖各2克，老抽2毫升，水淀粉、食用油各适量，姜片、葱段、蒜片、香叶、八角各少许

做法：

①胡萝卜洗净去皮，切小块；洗净的香菇切小块；豆干切成三角块；鹌鹑肉洗净，切块。

②用油起锅，放蒜片炒香，加姜片、葱段，倒入鹌鹑肉炒变色，加料酒、生抽，倒入香叶、八角炒香，加盐、适量水、白糖、老抽调味。

③倒胡萝卜、香菇、豆干焖煮片刻，大火收汁，加水淀粉勾芡即可。

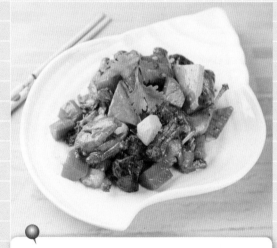

功效： 胡萝卜含胡萝卜素、钾、钙、磷等，有益肝明目、降低血脂、降压强心等功效。本品可清热降脂、补肝益肾。

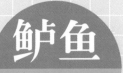
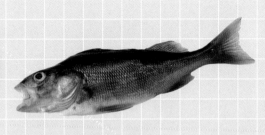

鲈鱼

『别名』四鳃鱼、花鲈、鲈板。

性味归经：性平，味甘。归肝、脾、肾经。

补肾原理：鲈鱼肉质细嫩，味美清香，营养和药用价值都很高。鲈鱼含有蛋白质、维生素、钙、镁、锌、硒等营养成分，具有补肝肾、益脾胃、化痰止咳等功效，对肝肾不足者有很好的补益作用。

✔ **最佳营养搭配**

- ✅ 鲈鱼+姜，补虚、健脾开胃
- ✅ 鲈鱼+胡萝卜，延缓衰老

✘ **禁忌搭配**

- ❌ 鲈鱼+奶酪，影响钙的吸收
- ❌ 鲈鱼+蛤蜊，导致铜、铁的流失

食用注意

①食用鲈鱼应选用淡水鲈鱼，海生鲈鱼体内含有毒素。
②患有皮肤病疮肿者不宜食用。

浇汁鲈鱼

原料：鲈鱼270克，豌豆90克，胡萝卜60克，玉米粒45克

调料：盐2克，番茄酱、水淀粉各适量，食用油少许，姜丝、葱段、蒜末各少许

做法：

①将洗净的鲈鱼加盐、姜丝、葱段，腌渍入味；洗净去皮的胡萝卜切丁。
②往锅中注水烧开，入胡萝卜、豌豆、玉米粒煮至断生。
③洗好的鲈鱼去骨，两侧切条，放入烧开的蒸锅，蒸约15分钟取出。
④油锅入蒜末爆香，倒入焯水的食材炒匀，放番茄酱炒香，注水煮沸，倒水淀粉调成菜汁，浇在鱼身上即可。

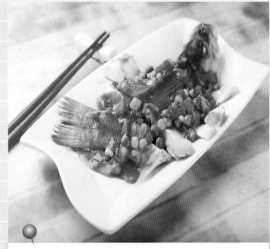

功效：胡萝卜富含维生素，可促进血液循环，使皮肤细嫩光滑。本品具有补肝肾、延缓衰老的功效。

银鱼

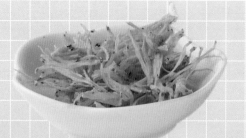

『别名』王余、银条鱼、面条鱼、大银鱼。

性味归经：味甘，性平。归脾、肺，胃经。

补肾原理：银鱼肉含有丰富的蛋白质、脂肪、碳水化合物、多种维生素和矿物质等，堪称河鲜之首。银鱼无论干鲜，都具有益脾、润肺、补肾、增阳等功效，是上等滋补品。常食可健脾养胃、补益肝肾。

✔ **最佳营养搭配**

- ☑ 银鱼+香菜，补脾益气
- ☑ 银鱼+豆腐，利于消化

✘ **禁忌搭配**

- ✖ 银鱼+猕猴桃，易对人体不利
- ✖ 银鱼+茶，易引起结石

食用注意

①如果鱼的颜色太白，须提防掺有萤光剂或漂白剂。
②银鱼内脏、头、翅均不需去掉，整体食用营养价值更高。

菠菜小银鱼面

原料：菠菜60克，鸡蛋1个，面条10克，水发银鱼干20克

调料：盐2克，鸡粉少许，食用油4毫升

做法：
①鸡蛋搅散，制成蛋液；洗净的菠菜切成段；面条折成小段。
②往锅中注水烧开，放食用油、盐、鸡粉，撒上洗净的银鱼干，煮沸后倒入面条煮至熟软，倒入菠菜煮至面汤沸腾，倒入蛋液，边倒边搅拌，至液面浮现蛋花。
③关火后盛出煮好的面条即可。

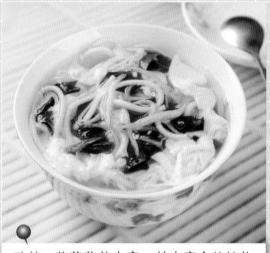

功效：菠菜营养丰富，其中富含的植物粗纤维，可促进肠道蠕动，利于排便。本品可预防便秘、滋补阳气。

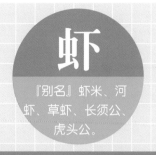

虾

『别名』虾米、河虾、草虾、长须公、虎头公。

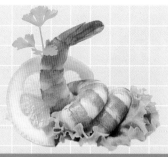

性味归经：性温，味甘、咸。归脾、肾经。

补肾原理：虾肉具有味道鲜美、营养丰富的特点，其中钙的含量很高，可以满足人体对钙质的需求。虾为补肾壮阳的佳品，对肾虚阳痿、早泄遗精、腰膝酸软、四肢无力、皮肤溃疡、疮痈肿毒等症，有很好的防治作用。

✔ **最佳营养搭配**

- ☑ 虾+枸杞，补肾壮阳
- ☑ 虾+西芹，增强免疫力

✘ **禁忌搭配**

- ✖ 虾+橄榄，引起中毒
- ✖ 虾+猪肉，耗人阴精

食用注意

①虾背上的虾线一定要剔除，不能食用。
②虾为发物，凡有疮瘘宿疾者或阴虚火旺者不宜食虾。

柠檬胡椒虾仁

原料：虾仁120克，西芹65克，黄油45克，柠檬汁50毫升

调料：胡椒粉2克，盐2克，料酒4毫升，黑胡椒粉、水淀粉各少许

做法：

①洗好的西芹切块；洗净的虾仁切小段，加盐、料酒、黑胡椒粉、柠檬汁、水淀粉搅匀，腌渍入味。
②往锅中注水烧开，放入西芹，加入盐，搅匀，煮至断生后捞出。
③将黄油入锅溶化，放入虾仁，炒至虾身弯曲，倒入西芹炒香，加胡椒粉、盐调味。
④关火后盛出炒好的菜肴即可。

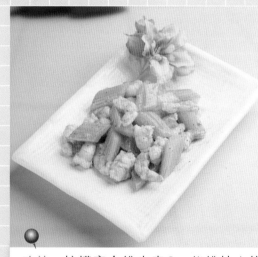

功效：柠檬富含维生素C，能维持人体细胞间质的生成，并保持正常的生理机能。本品可增强免疫力、补益肾虚。

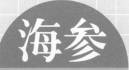

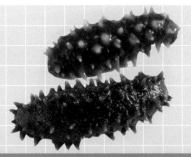

海参

『别名』平鱼、黑寨、黑石鲈、银鲳。

性味归经：性温，味咸。归心、肝、肾经。

补肾原理： 海参的精氨酸含量很高，号称精氨酸大富翁。精氨酸是构成男性精细胞的主要成分，具有改善脑、性腺神经功能的作用，可减缓性腺衰老，提高勃起能力。一天一个海参，足可起到固本培元、补肾益精的效果。

✔ **最佳营养搭配**

- ✅ 海参+洋葱，益气补肾
- ✅ 海参+猪肉，补肾益精

✘ **禁忌搭配**

- ✘ 海参+葡萄，引起腹痛、恶心
- ✘ 海参+柿子，引起身体不适

食用注意

①海参要在温水中充分泡发开再用来烹饪，口感会更好。
②急性肠炎、菌痢、感冒、咳痰等患者不宜食用。

海参炒时蔬

原料： 水发海参200克，芹菜、胡萝卜、洋葱各30克

调料： 盐5克，鸡粉4克，生抽5毫升，老抽2毫升，水淀粉、料酒各10毫升，上汤100毫升，食用油适量，葱段、姜末、蒜末各少许

做法：

①海参洗净，斜刀切小块；芹菜、胡萝卜、洋葱均洗净，切小块。
②往锅中注水烧开，放料酒、盐、鸡粉，倒入海参煮约2分钟，捞出。
③油锅放姜末、蒜末爆香，倒入海参，淋料酒、生抽、老抽炒匀，加芹菜、胡萝卜、洋葱炒熟，加上汤、盐、鸡粉、葱段，最后勾芡即可。

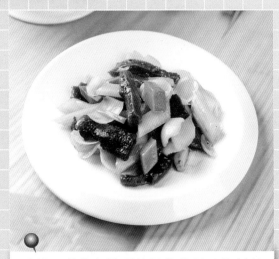

功效： 洋葱有较强的杀菌作用，能刺激胃、肠及消化腺分泌，促进消化。本品可固本培元、补肾益精。

更年期防癌食材推荐

糯米

『别名』元米、江米。

性味归经：性温，味甘。归脾、肺经。

防癌原理：糯米是一种营养价值很高的谷类食品，除含蛋白质、脂肪、碳水化合物外，还含丰富的钙、磷、铁、维生素B_1、维生素B_2等。常食可补中益气，健脾养胃，止虚汗；缓解食欲不佳；防癌抗癌。

✔ **最佳营养搭配**

- 糯米+板栗，补中益气
- 糯米+红枣，补益肝肾

✘ **禁忌搭配**

- 糯米+花生，引起便秘
- 糯米+鸡肉，导致不适

食用注意

①糯米极柔黏，难以消化，不宜多食。
②糯米食品宜加热后食用，冷糯米食品很硬，影响口感，不易消化。

桂圆红枣糯米粥

原料：桂圆肉、红枣各20克，糯米100克

调料：白糖5克

做法：
①糯米洗净，用清水浸泡；红枣、桂圆肉洗净，备用。
②锅置火上，放入糯米，加适量清水煮至八成熟。
③放入红枣、桂圆肉煮至米粒开花，放入白糖稍煮后调匀即可。

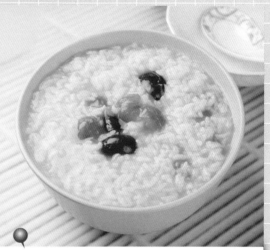

功效：红枣含有蛋白质、维生素A、维生素C、钙等营养物质，有养血安神的功能。本品可防癌、健脾养胃。

大麦

『别名』牟麦、倮麦、饭麦、赤膊麦。

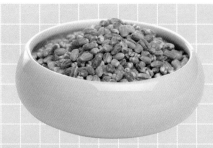

性味归经：性凉，味甘。归脾、胃经。

防癌原理：大麦含蛋白质、膳食纤维、钙、磷、铁、硫胺素、维生素B_1等，能活神醒脑、消除脑部疲劳。其中大量的膳食纤维，可刺激肠胃蠕动，达到通便作用，另外还可抑制肠内致癌物质产生。

✔ 最佳营养搭配

- ✅ **大麦+姜汁**，利水解毒
- ✅ **大麦+南瓜**，补虚养身

✘ 禁忌搭配

- ❌ **大麦+茶**，破坏营养
- ❌ **大麦+黑豆**，引起中毒

食用注意

①大麦茶最好现泡煮现喝，隔夜或者过好几天的大麦茶就不要喝，对健康不利。
②大麦应先用水浸泡40分钟再用来烹调。

大麦花生鸡肉粥

原料：熟鸡胸肉150克，大米80克，大麦、花生各20克

调料：盐3克，葱花适量

做法：
①熟鸡胸肉用刀先拍松散，再手撕成条；大麦、花生洗净泡发；大米洗净，备用。
②往锅中注水烧开，下入大米、大麦、花生煮沸，再下入鸡丝，转中火熬煮片刻。
③改小火将粥焖煮好，加盐调味，撒上葱花即可。

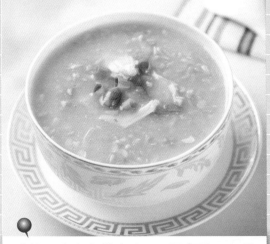

功效：鸡肉含维生素E、蛋白质，且易被人体吸收，有增强免疫力的作用。本品可暖脾胃，防癌抗癌。

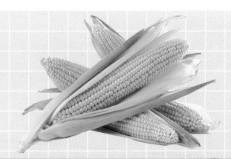

玉米

『别名』苞米、包谷、珍珠米。

性味归经：性平，味甘。归脾、肺经。

防癌原理：玉米含蛋白质、糖类、钙、磷、铁、硒、镁、胡萝卜素、维生素E等。玉米中含有一种特殊的抗癌物质——谷胱甘肽，它进入人体内可与多种致癌物质结合，使其失去致癌性，其所含微量元素镁也具有抗癌作用。

✔ **最佳营养搭配**
- ☑ 玉米+山药，营养丰富
- ☑ 玉米+松仁，益寿养颜

✘ **禁忌搭配**
- ✘ 玉米+田螺，引起中毒
- ✘ 玉米+红薯，造成腹胀

食用注意

①玉米发霉后能产生致癌物，所以发霉玉米绝对不能食用。
②吃玉米时应把玉米粒的胚尖全部吃进，因为玉米的许多营养都集中在这里。

彩椒山药炒玉米

原料：鲜玉米粒60克，彩椒25克，圆椒20克，山药120克

调料：盐2克，白糖2克，鸡粉2克，水淀粉10毫升，食用油适量

做法：
①彩椒、圆椒洗净，切成块。山药洗净去皮，切成丁，备用。
②往锅中注水烧开，倒入玉米粒略煮，放入山药、彩椒、圆椒，加食用油、盐煮至断生，捞出待用。
③用油起锅，倒入焯过水的食材，加入盐、白糖、鸡粉调味，用水淀粉勾芡即可。

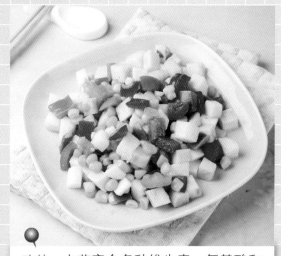

功效：山药富含多种维生素、氨基酸和矿物质，可以防治人体脂质代谢异常。本品营养丰富，可抑制癌细胞的生长。

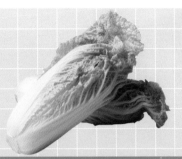

白菜

『别名』大白菜、黄芽菜、黄矮菜、菘。

性味归经：性平，味苦、辛、甘。归肠、胃经。

防癌原理：白菜具有通利肠胃、清热解毒、止咳化痰、利尿养胃的功效。白菜中所含膳食纤维较多，可预防结肠癌。白菜中还含有微量元素硒及钼，可抑制人体内亚硝酸胺的生成、吸收，这两种重要物质具有防癌和抗癌作用。

✔ **最佳营养搭配**

- ☑ 白菜+口蘑，防止癌症
- ☑ 白菜+虾米，防止牙龈出血

✘ **禁忌搭配**

- ☒ 白菜+黄瓜，降低营养价值
- ☒ 白菜+鳝鱼，引起中毒

食用注意

①白菜宜用大火快炒，否则营养容易流失。

②白菜的叶子中含有较多的硝酸盐，腐烂后其含量会明显增高，不宜食用。

口蘑烧白菜

原料：口蘑90克，大白菜120克，红椒40克

调料：盐3克，鸡粉2克，生抽2毫升，料酒4毫升，水淀粉、食用油各适量，姜片、蒜末、葱段各少许

做法：

①口蘑洗净，切片；大白菜、红椒洗净，切小块。

②往锅中注水烧开，加鸡粉、盐，倒入口蘑略煮，倒入大白菜、红椒，续煮至食材断生后捞出。

③用油起锅，放入姜片、蒜末、葱段爆香，倒入焯好的食材炒匀，淋入料酒，加鸡粉、盐、生抽、水淀粉，炒至食材熟透即可。

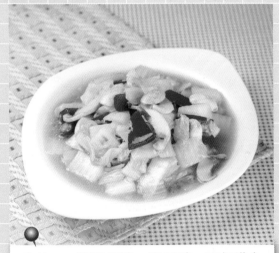

功效：口蘑无脂肪、胆固醇，可促进自然免疫系统发挥作用，提高防御功能。本品有益健康，防癌、抗氧化的功效。

圆白菜

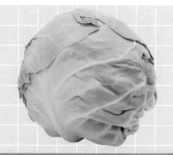

『别名』卷心菜、包菜、结球甘蓝、莲花白。

性味归经：性平，味甘。无毒。归脾、胃经。

防癌原理： 圆白菜富含维生素A、胡萝卜素、维生素C、钙、磷、钠、镁、铁等营养成分。多吃圆白菜，可增进食欲、预防便秘、抑菌消炎。它能提高人体免疫力，预防感冒，保护癌症患者的生活指标，在抗癌蔬菜中排第5位。

✔ 最佳营养搭配

- ✅ 圆白菜+胡萝卜，增强免疫力
- ✅ 圆白菜+西红柿，益气生津

✗ 禁忌搭配

- ❌ 圆白菜+黄瓜，降低营养价值
- ❌ 圆白菜+动物肝脏，损失营养

食用注意

①做熟的圆白菜不要长时间存放，否则亚硝酸盐沉积，容易导致中毒。

②腹泻、肝病、胃肠溃疡及其出血特别严重者不宜食用。

胡萝卜丝炒圆白菜

原料： 胡萝卜150克，圆白菜200克，圆椒35克

调料： 盐、鸡粉各2克，食用油适量

做法：

①胡萝卜洗净去皮，切丝；圆椒、圆白菜洗净，切细丝。

②用油起锅，倒入胡萝卜、圆白菜、圆椒炒匀，注入清水炒至食材断生，加盐、鸡粉调味。

③关火后盛出炒好的菜肴即可。

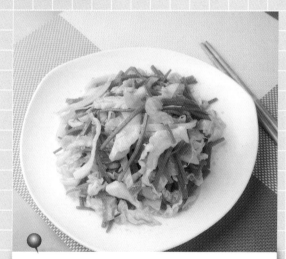

功效： 胡萝卜含胡萝卜素及多种微元素，能增强机体免疫，预防细胞癌变。本品能提高人体免疫，降低患癌风险。

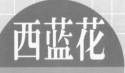

西蓝花

『别名』花椰菜、青花菜。

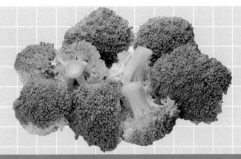

性味归经：性凉，味甘。归脾、肾、胃经。

防癌原理：西蓝花含有的硫甙葡萄甙类化合物，能够诱导体内生成一种具有解毒作用的酶。西蓝花不但能补充硒和维生素C、胡萝卜素，还能阻止癌前病变细胞形成，抑制癌肿生长。经常食用，可预防胃癌、肺癌、食道癌的发生。

✔ 最佳营养搭配

- ✅ 西蓝花+西红柿，防癌抗癌
- ✅ 西蓝花+玉米，利于营养的吸收

✘ 禁忌搭配

- ❌ 西蓝花+牛肉，降低药效
- ❌ 西蓝花+土豆，影响消化

食用注意

①吃的时候要多嚼几次，这样才更有利于营养的吸收。
②西蓝花容易残留农药和菜虫，烹饪前可先用盐水浸泡片刻。

西蓝花玉米浓汤

原料：西蓝花90克，玉米粒50克，牛奶250毫升

做法：
①西蓝花、玉米粒洗净；往锅中注水烧开，放入洗净的西蓝花焯煮片刻，捞出备用。
②将玉米一部分放入榨汁机，榨取玉米汁，备用。
③往锅中注入牛奶、玉米汁加热，加入西蓝花、剩下的玉米粒，续煮2分钟即可。

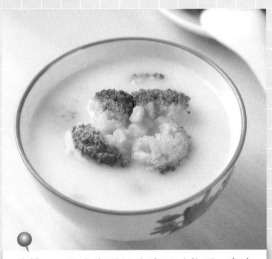

功效：玉米含多种维生素及矿物质，富含的纤维素，可防止便秘、促进胆固醇的代谢。本品能有效预防消化系统癌症。

芦笋

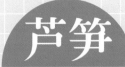

『别名』青芦笋。

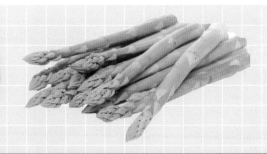

性味归经： 性凉，味苦、甘。归肺经。

防癌原理： 芦笋所含蛋白质、碳水化合物、多种维生素和微量元素的质量优于普通蔬菜。其中含有多种人体必需的元素，这些元素对癌症及心脏病的防治有重要作用。芦笋可以使细胞生长正常化，具有防止癌细胞扩散的功能。

✔ 最佳营养搭配

- ✅ 芦笋+冬瓜，降压降脂
- ✅ 芦笋+黄花菜，养血除烦

✘ 禁忌搭配

- ❌ 芦笋+羊肝，降低营养价值
- ❌ 芦笋+羊肉，导致腹痛

食用注意

①芦笋不宜生吃，其中的叶酸很容易被破坏。
②患了痛风和糖尿病后不宜多食。

培根芦笋卷

原料： 培根100克，芦笋50克，芝士25克，黄油10克，红椒10克

调料： 盐、胡椒粉各2克

做法：

①芦笋去皮洗净，切条形；红椒洗净，切粗丝；芝士切薄片；培根洗净，对半切开。

②取切好的培根铺平，撒上芝士片，放入芦笋、红椒卷成卷儿，再用牙签固定住，制成数个芦笋卷生坯，放入盘中。

③煎锅烧热，放入黄油烧化，放入生坯煎香，撒盐、胡椒粉煎至入味。

④关火后盛出煎好的食材，装入盘中，摆好即可。

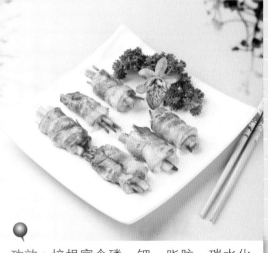

功效： 培根富含磷、钾、脂肪、碳水化合物等，有健脾开胃、消食等主要功效。本品可调节机体代谢，预防癌症。

胡萝卜

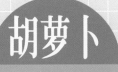

『别名』红萝卜、金笋、丁香萝卜。

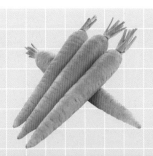

性味归经：性平，味甘、涩。归心、肺、脾、胃经。

防癌原理：胡萝卜营养丰富，含较多的胡萝卜素、糖、钙等营养物质，对人体具有多方面的保健功能。其中含有大量叶酸，叶酸具有防治癌症的功能。而胡萝卜素转变成大量的维生素A，也可以有效预防肺癌的发生。

✔ 最佳营养搭配

- 胡萝卜+排骨，补脾胃
- 胡萝卜+猪心，缓解神经衰弱

✘ 禁忌搭配

- ✗ 胡萝卜+白萝卜，降低营养
- ✗ 胡萝卜+白酒，降低肝功能

食用注意

①胡萝卜不要过量食用，大量摄入胡萝卜素会令皮肤的色素产生变化，变成橙黄色。
②胡萝卜应用油炒热或和肉类一起炖煮后食用，以利吸收。

胡萝卜板栗排骨汤

原料：排骨段400克，胡萝卜、板栗各100克

调料：盐、鸡粉各2克，胡椒粉少许，料酒7毫升，姜片少许

做法：
①将洗净去皮的胡萝卜切成小块；板栗去皮备用。
②往锅中注水烧开，倒入洗净的排骨段，淋料酒，汆去血渍，捞出待用。
③往砂锅注水烧开，倒入排骨段，撒上姜片，淋入料酒提味，煮沸后转小火炖煮至食材熟软，倒入胡萝卜、板栗，用小火续煮至食材熟透，加盐、鸡粉、胡椒粉调味，煮至汤汁入味即可食用。

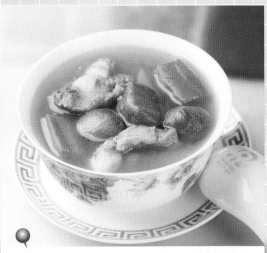

功效：板栗富含不饱和脂肪酸和各种维生素，有保护血管的功效。本品可补脾胃，有效预防肺癌的发生。

白萝卜

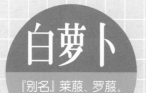
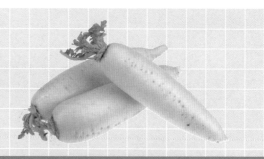

『别名』莱菔、罗菔。

性味归经：性凉，味辛、甘。归肺、胃经。

防癌原理：白萝卜含有能诱导人体自身产生干扰素的多种微量元素。其富含维生素C，能抑制黑色素合成，阻止脂肪氧化，防止脂肪沉积。白萝卜含有大量的维生素A、维生素C，它是保持细胞间质的必需物质，有抑制癌细胞生长的作用。

✔**最佳营养搭配**

- ✅ 白萝卜+百合，清心降火
- ✅ 白萝卜+虾米，提神健脑

✘**禁忌搭配**

- ⊗ 白萝卜+橘子，诱发甲状腺肿大
- ⊗ 白萝卜+人参，降低营养价值

食用注意

①白萝卜的尾段有较多的生粉酶和芥子油，有些辛辣味，可帮助消化，增进食欲。
②脾胃虚寒者、胃及十二指肠溃疡者、慢性胃炎者不宜食用。

杏仁百合白萝卜汤

原料：白萝卜180克，枸杞、杏仁、百合各适量

调料：冰糖40克

做法：

①白萝卜洗净去皮，切小块；枸杞、杏仁、百合洗净，备用。
②往砂锅中注水烧开，放入白萝卜、杏仁、百合，烧开后用小火炖至食材熟软，放入冰糖煮至溶化。
③盛出煮好的甜汤，点缀上枸杞即可食用。

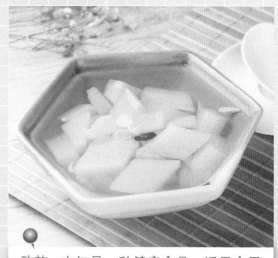

功效：杏仁是一种健康食品，适量食用可有效去除体内胆固醇的含量。本品可清心降火，抑制癌细胞生长。

香菇

『别名』菊花菇、合蕈。

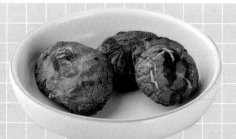

性味归经：性平，味甘。归脾、胃经。

防癌原理：香菇是一种高蛋白、低脂肪的健康食品，富含18种氨基酸及30多种酶。香菇中含有的抗癌物质香菇多糖、3-β-葡萄糖苷酶，能提高机体抑制癌瘤的能力，间接杀灭癌细胞，阻止癌细胞扩散。

✔ 最佳营养搭配

- ☑ 香菇+生菜，提高免疫力
- ☑ 香菇+豆腐，有助吸收营养

✘ 禁忌搭配

- ⊗ 香菇+螃蟹，引起结石
- ⊗ 香菇+野鸭，引发痔疮

食用注意

①长得特别大的香菇不要吃，多是用激素催肥的，大量食用可对机体造成不良影响。
②干香菇要泡发完全，而且泡发过的水不要弃去，可用来做高汤。

香菇扒生菜

原料：生菜400克，香菇70克，彩椒50克

调料：盐3克，鸡粉2克，蚝油6克，老抽2毫升，生抽4毫升，水淀粉、食用油各适量，姜片、蒜末各少许

做法：
①将洗净的生菜切开；香菇洗净，切小块；彩椒洗净，切粗丝。
②将生菜、香菇焯水，捞出备用。
③用油起锅，倒水，放入香菇，加盐、鸡粉、蚝油、生抽略煮，待汤汁沸腾，加老抽上色，倒入水淀粉炒至汤汁收浓待用。
④取盘子，放入生菜摆好，盛出锅中的食材，撒上彩椒丝即可。

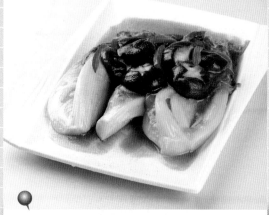

功效：生菜含有膳食纤维、钾、钙、铁等，可预防便秘、预防心脑血管疾病。本品可提高免疫力，阻止癌细胞扩散。

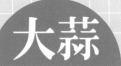

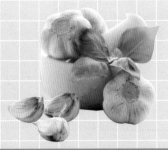

『别名』葫、葫蒜。

性味归经：性温，味辛。归脾、胃、肺经。

防癌原理： 大蒜中的含硫化合物能促进肠道产生一种酶或称为蒜臭素的物质，通过增强机体免疫能力，阻断脂质过氧化形成及抗突变等多条途径，消除在肠里的物质引发肠道肿瘤的危险。大蒜还富含硒，同样具有抗癌效应。

✔ **最佳营养搭配**

- ✅ 大蒜+马蹄，清热解毒
- ✅ 大蒜+豆腐，降压降脂

✘ **禁忌搭配**

- ❌ 大蒜+蜂蜜，引起腹泻
- ❌ 大蒜+羊肉，导致体内燥热

食用注意

①大蒜是辛热的食物，吃多了容易生肝火。
②眼病、肝炎、非细菌性腹泻等患者不宜食用。

牛膝大蒜粥

原料： 水发大米85克，蒜头40克，牛膝30克

调料： 盐2克

做法：

①蒜头洗净，切薄片；取一个纱袋，放入牛膝，制成药袋。
②往砂锅中注水烧开，放入药袋、蒜片，用小火煮约10分钟，倒入大米搅匀。
③烧开后用小火续煮约30分钟至大米熟透，拣出药袋加盐拌匀调味。
④关火后盛出煮好的粥即可。

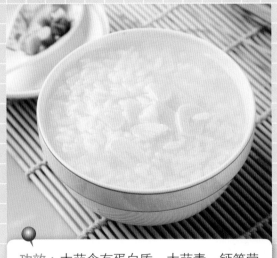

功效： 大蒜含有蛋白质、大蒜素、钙等营养成分，有保护心血管、抗衰老、防癌等功效。本品可清热解毒，具有抗癌效应。

西红柿

『别名』番茄、番李子、洋柿子、毛蜡果。

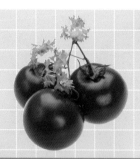

性味归经：性凉，味甘、酸。归肝、胃、肺经。

防癌原理：西红柿含有丰富的钙、磷、铁、胡萝卜素及维生素B和维生素C，生熟皆能食用。西红柿能生津止渴、健胃消食，故对止渴、食欲不振有很好的辅助治疗作用。西红柿中还含有一种抗癌、抗衰老的物质——谷胱甘肽。

✔ **最佳营养搭配**
- ✅ 西红柿+鸡蛋，防老抗衰
- ✅ 西红柿+芹菜，健胃消食

✘ **禁忌搭配**
- ✖ 西红柿+南瓜，降低营养
- ✖ 西红柿+红薯，引起腹痛

食用注意

①青色未熟的西红柿不宜食用。
②急性肠炎、菌痢者及溃疡活动期病人不宜食用。

西红柿芹菜莴笋汁

原料：西红柿100克，莴笋150克，芹菜70克

调料：蜂蜜15克

做法：
①将择洗好的芹菜切成段；莴笋洗净去皮，切成丁；西红柿洗净，切成丁。
②往锅中注水烧开，倒入莴笋丁煮沸，加入芹菜段略煮，捞出。
③取榨汁机，将备好的食材倒入搅拌杯中，加适量纯净水，榨取蔬果汁。
④将搅拌匀的果蔬汁倒入蜂蜜拌匀即可饮用。

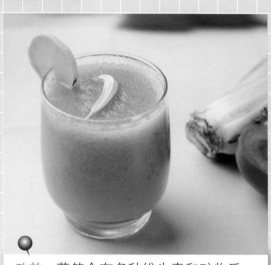

功效：莴笋含有多种维生素和矿物质，具有调节神经系统功能的作用。本品可抵抗衰老，预防癌症。

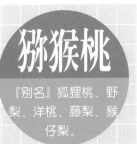

猕猴桃

『别名』狐狸桃、野梨、洋桃、藤梨、猴仔梨。

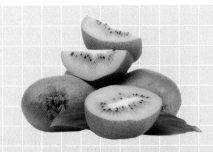

性味归经：性寒，味甘酸。归胃、膀胱经。

防癌原理：鲜猕猴桃中维生素C的含量在水果中是最高的，它还含有丰富的蛋白质、碳水化合物、多种氨基酸和矿物质元素。猕猴桃含有一种抗突变成分谷胱甘肽，有利于抑制诱发癌症基因的突变。

✔ **最佳营养搭配**

- ☑ 猕猴桃+冰糖，滋阴养胃
- ☑ 猕猴桃+柳橙，防治脱发

✘ **禁忌搭配**

- ✘ 猕猴桃+黄瓜，破坏维生素C
- ✘ 猕猴桃+牛奶，引起腹胀不适

食用注意

①猕猴桃保存时间不宜太长，应尽快食用。
②猕猴桃性寒，易引起腹泻，不宜多食。

猕猴桃银耳羹

原料：猕猴桃70克，水发银耳100克

调料：冰糖20克，食粉适量

做法：

①泡发好的银耳去根，洗净，切小块；猕猴桃洗净去皮，切片。
②往锅中注水烧开，加入食粉，倒入银耳，煮至沸腾，捞出备用。
③往砂锅中注水烧开，放入银耳，用小火煮10分钟，放入猕猴桃，加入冰糖煮至溶化。
④盛出煮好的甜汤，装入碗中即可。

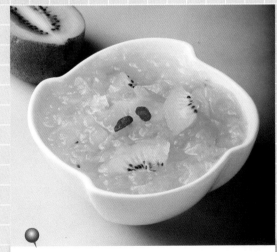

功效：银耳含蛋白质、植物性胶质和多种矿物质等，能润滑肠道，帮助人体排毒。本品可抑制诱发癌症基因的突变。

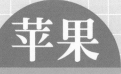

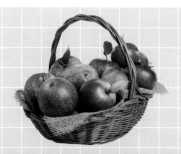

苹果

『别名』奈子、林檎。

性味归经：性凉，味甘、微酸。归脾、肺经。

防癌原理：苹果营养丰富，被医学界誉为"天然健康圣品"。苹果中的多酚能够抑制癌细胞的增殖。此外苹果中含有的黄酮类物质是一种高效抗氧化剂，它不但是最好的血管清理剂，而且是癌症的克星。

✔ 最佳营养搭配

- 苹果+菊花，清热解毒
- 苹果+香蕉，防止铅中毒

✘ 禁忌搭配

- 苹果+白萝卜，导致甲状腺肿大
- 苹果+胡萝卜，破坏维生素C

食用注意

①吃苹果时，最好先用水洗干净，削去果皮后食用。
②吃苹果时要细嚼慢咽，这样不仅有利于消化，更重要的是可减少人体疾病。

菊花苹果甜汤

原料：苹果140克，水发菊花45克，蜜枣40克，无花果少许

调料：冰糖20克

做法：
①苹果去皮，洗净，去核，切小丁块。
②往锅中注水烧热，倒入洗净的无花果、蜜枣、苹果丁、菊花，烧开后小火煮至药材析出有效成分，撒上冰糖拌匀，煮至溶化。
③关火后盛出煮好的甜汤即可。

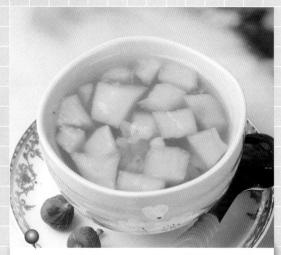

功效：菊花具有抑制癌细胞，扩张冠状动脉，降低血压，调节心肌功能的作用。本品可清理血管、预防癌症。

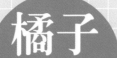

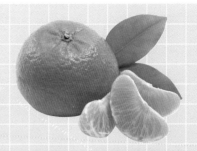

橘子

『别名』福橘、蜜橘、大红袍、黄橘。

性味归经：性平，味甘、酸。归肺、胃经。

防癌原理： 橘子富含糖类、维生素、苹果酸、柠檬酸、食物纤维以及多种矿物质等。鲜橘汁中有一种抗癌活性很强的物质"诺米灵"，它能使致癌化学物质分解，抑制和阻断癌细胞的生长，使人体内除毒酶的活性成倍提高。

✔ 最佳营养搭配

- ✅ 橘子+菠萝，治疗急性喉炎
- ✅ 橘子+冰糖，治疗痢疾

✘ 禁忌搭配

- ❌ 橘子+兔肉，损害肠胃
- ❌ 橘子+牛奶，影响蛋白质消化

食用注意

①胃肠、肾、肺功能虚寒者不可多吃，以免诱发腹痛、腰膝酸软等病状。

②为避免其对胃黏膜产生刺激而引起不适，最好不要空腹吃橘子。

橘子糖水

原料： 橘子2个

调料： 蜂蜜适量

做法：

①将橘子去皮，掰成小瓣备用。

②往锅中注入适量清水烧开，加入橘子瓣，煮约10分钟。

③将煮好的橘子水倒出，调入适量蜂蜜即可。

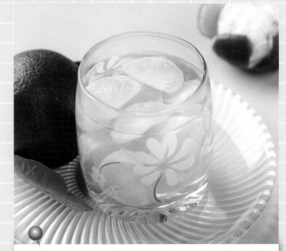

功效： 橘子有降血脂、抗动脉硬化等作用，还含有一种具有抑制和杀死癌细胞的物质，对胃癌也有一定预防作用。

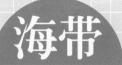

海带

『别名』昆布、江白菜。

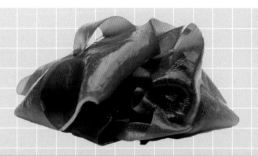

性味归经：性寒，味咸。归胃、肾、肝经。

防癌原理：海带所含的海藻酸钠与具致癌作用的锶、镉有很强的结合能力，并将它们排出体外；海带可选择性杀灭或抑制肠道内能够产生致癌物的细菌，所含的纤维还能促进胆汁酸和胆固醇的排出。

✔ 最佳营养搭配

- ◎ 海带+冬瓜，降血压、降血脂
- ◎ 海带+腐竹，营养互补

✖ 禁忌搭配

- ✖ 海带+猪血，引起便秘
- ✖ 海带+葡萄，减少钙的吸收

食用注意

①吃海带后不宜马上喝茶或吃酸涩的水果。

②因海带含有褐藻胶物质，不易煮软，食用前可先蒸再泡水，就会变得脆嫩软烂。

蒜泥海带丝

原料：海带丝200克，胡萝卜100克

调料：盐10克，白醋15毫升，味精3克，陈醋3毫升，生抽3毫升，食用油各适量，蒜末、熟芝麻各少许

做法：

①海带丝洗净，切长段；胡萝卜洗净去皮，切丝。

②往锅中加水烧开，加白醋、盐、食用油，倒入海带丝煮熟。

③将煮好的海带丝捞出盛入碗中，加入蒜末、味精、盐、生抽，淋入陈醋拌匀。

④将拌好的海带丝装盘，撒上熟芝麻即可。

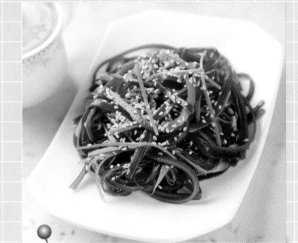

功效：芝麻含有脂肪、铁、镁、锌、钙等营养成分，有补钙、益智健脑等功效。本品可补碘，抑制癌细胞的生长。

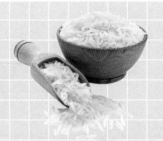

更年期健胃食材推荐

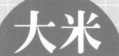

大米

『别名』稻米、粳米。

性味归经：味甘，性平。归胃、膀胱经。

健胃原理： 大米含蛋白质、糖类、钙、磷、铁、麦芽糖、维生素B_1、维生素B_2等。中医认为大米有健脾和胃、补中益气、止泻痢的功效。能使五脏血脉精髓充溢、筋骨肌肉强健，适用于腹痛、腹泻者。

✔ **最佳营养搭配**
- 大米+芹菜，消暑利尿
- 大米+乌鸡，养阴补中

✘ **禁忌搭配**
- 大米+牛奶，破坏维生素A
- 大米+蜂蜜，引起胃痛

食用注意

①做大米粥时不要放碱，否则会破坏大米中的维生素B_1。
②大米发霉之后尽量不要食用，否则易引起中毒。

芹菜大米粥

原料： 水发大米120克，芹菜45克

做法：
①芹菜洗净，切成丁。
②往砂锅中注水烧热，倒入大米搅匀，烧开后用小火煮约10分钟，倒入芹菜搅匀，小火续煮至食材熟透。
③关火后盛出煮好的粥，装入碗中即可食用。

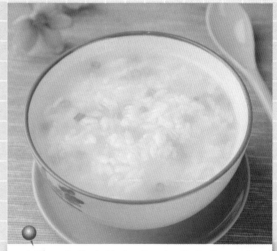

功效： 芹菜含蛋白质、胡萝卜素、B族维生素、钙等，有平肝降压、改善贫血等功效。本品可健脾和胃、消暑利尿。

小米

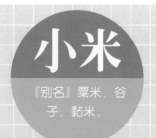

『别名』粟米、谷子、黏米。

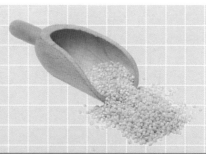

性味归经：性凉，味甘、咸。归脾、肾经。

健胃原理：小米富含淀粉、钙、磷、铁、B族维生素等，具有益肾和胃、除热的作用，对脾胃虚寒、反胃呕吐、腹泻与产后、病后体虚或失眠、体虚者有益。食用小米既能开胃又能养胃，还有健胃消食、防止反胃、呕吐的功效。

✔ **最佳营养搭配**
- ☑ 小米+鸡蛋，补血养心
- ☑ 小米+红枣，开胃养颜

✘ **禁忌搭配**
- ⊗ 小米+杏仁，引起肠胃不适
- ⊗ 小米+虾皮，导致恶心、呕吐

食用注意

①小米与大米同食可提高其营养价值，发挥其互补作用。
②气滞者忌用；素体虚寒，小便清长者少食。

牛奶鸡蛋小米粥

原料：水发小米200克，鸡蛋1个，牛奶200毫升

调料：白糖50克

做法：
①鸡蛋用筷子打散，调匀。
②往砂锅中注水烧开，倒入洗净的小米，用小火煮40分钟至小米熟软，加入牛奶略煮，倒入准备好的蛋液，拌匀煮沸。
③将煮好的粥盛出，装入汤碗中即可食用。

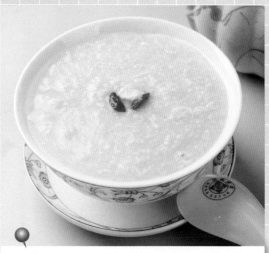

功效：鸡蛋含有多种维生素和矿物质及优质蛋白质，有滋阴润燥、养心安神的功效。本品可补充蛋白质、益肾和胃。

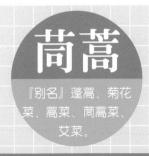 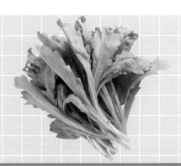

茼蒿

『别名』蓬蒿、菊花菜、蒿菜、茼蒿菜、艾菜。

性味归经：性温，味甘、涩。归肝、肾经。

健胃原理：茼蒿含有多种氨基酸、脂肪、蛋白质及较高量的钠、钾等营养成分。丰富的膳食纤维有助于促进肠道蠕动，促进排便，达到通腑利肠的目的。茼蒿中含有特殊香味的挥发油，有助于宽中理气、健脾养胃、增加食欲。

✔ **最佳营养搭配**

☑ 茼蒿+大蒜，开胃消食
☑ 茼蒿+大米，健脾养胃

✘ **禁忌搭配**

✖ 茼蒿+西瓜，引起腹泻
✖ 茼蒿+胡萝卜，破坏维生素C

食用注意

①茼蒿与肉、蛋等荤菜共炒可提高其维生素A的利用率。
②茼蒿辛香滑利，腹泻者不宜多食。

蚝油茼蒿

原料：茼蒿300克，蚝油30克

调料：盐、鸡粉各少许，水淀粉4毫升，食用油适量

做法：
①往锅中注入适量食用油烧热，倒入洗净的茼蒿翻炒片刻，炒至变软。
②放入蚝油，加入少许盐、鸡粉，翻炒匀至茼蒿入味。
③淋入适量水淀粉快速翻炒均匀。
④关火，盛出炒好的食材，装入盘中即可。

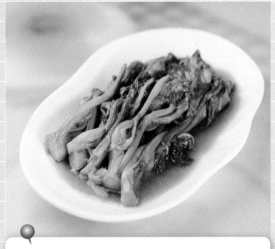

功效：大蒜有助于人体对维生素B_1的吸收，促进糖类的新陈代谢，并缓解疲劳。本品可健脾养胃、增加食欲。

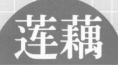
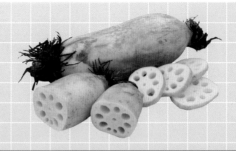

莲藕

『别名』水芙蓉、莲根、藕丝菜。

性味归经：性凉，味辛、甘。归肺、胃经。

健胃原理：莲藕有一种独特清香，还含有鞣质，有一定健脾止泻作用，有益于胃纳不佳、食欲不振者恢复健康。吃藕还能增进人的食欲，促进消化，缓解消化不良，食欲不振患者可经常吃一些藕。

✔ **最佳营养搭配**

- 莲藕+排骨，健脾养胃
- 莲藕+莲子，补肺益气

✘ **禁忌搭配**

- 莲藕+菊花，易导致腹泻
- 莲藕+黄豆，影响铁的吸收

食用注意

①煮藕时忌用铁器，以免引起食物发黑。
②脾胃消化功能低下、大便溏泄者及产妇不宜食用。

瓦罐莲藕汤

原料：排骨350克，莲藕200克

调料：料酒8毫升，盐2克，鸡粉2克，胡椒粉适量，姜片20克

做法：
①莲藕洗净去皮，切成丁。
②往砂锅中注水烧开，倒入洗净的排骨，加料酒煮沸，汆去血水，捞出待用。
③往瓦罐中注水烧开，放入排骨，煮至沸腾，倒入姜片，烧开后小火煮至排骨五成熟，倒入莲藕，小火续煮至排骨熟透，放鸡粉、盐、胡椒粉调味，撇去浮沫焖片刻。
④将瓦罐从灶上取下即可。

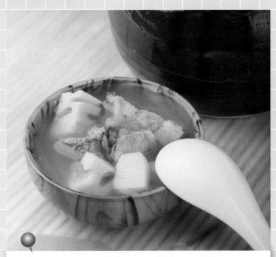

功效：排骨含蛋白、脂肪、磷酸钙、骨胶原、骨黏蛋白等营养素，能滋阴壮阳，益精补血。本品可健脾养胃。

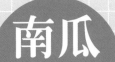

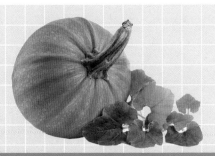

南瓜

『别名』麦瓜、番瓜、倭瓜、金冬瓜。

性味归经：性温，味甘。归脾、胃经。

健胃原理： 南瓜富含维生素A、B族维生素、维生素C，其中维生素A的含量为瓜菜之首。南瓜所含果胶不仅可保护胃肠道黏膜，还能促进溃疡愈合，适宜于胃病患者。南瓜所含成分能促进胆汁分泌，加强胃肠蠕动，帮助消化。

✔ 最佳营养搭配

- ⊘ 南瓜+牛肉，补脾健胃
- ⊘ 南瓜+莲子，降低血压

✘ 禁忌搭配

- ⊗ 南瓜+黄瓜，破坏维生素C
- ⊗ 南瓜+红薯，引起腹胀腹痛

食用注意

①南瓜含糖量较高，久贮后会发酵产生酒精，食用后可引起中毒。
②有脚气、黄疸、时病疳症者不宜食用南瓜。

椒香南瓜

原料： 南瓜200克，红椒末适量

调料： 盐、鸡粉、食用油、蒜末、葱丝各少许

做法：
①将南瓜去皮、洗净，切片装入盘中，入蒸锅蒸熟。
②往锅中注油烧热，放入红椒末、蒜末爆香，注入适量清水煮沸，加盐、鸡粉调味制成味汁。
③将蒸熟的南瓜端出，淋上制好的味汁，撒上葱丝即可。

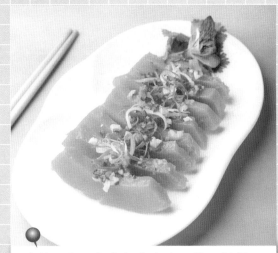

功效： 南瓜富含胡萝卜素、锌、铁等，能促进大脑机能运作。本品有补脾健胃的功效。

枇杷

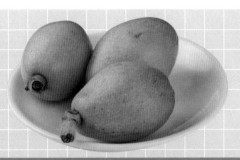

『别名』芦橘、芦枝、金丸、炎果、焦子。

性味归经：性平，味甘酸。归脾、肺、肝经。

健胃原理：枇杷富含人体所需的各种营养元素，常食可润肺、利尿、健胃，对肝脏疾病也有疗效，是重要的营养、保健果品。枇杷中所含的有机酸能刺激消化腺分泌，对增进食欲、帮助消化吸收、止渴解暑有很好的作用。

✔ 最佳营养搭配

- 枇杷+雪梨，生津止渴
- 枇杷+蜂蜜，治伤风感冒

✘ 禁忌搭配

- 枇杷+海味，影响蛋白质的吸收
- 枇杷+白萝卜，降低营养价值

食用注意

①枇杷在食用前，一定要用清水冲洗干净。
②枇杷含糖量丰富，糖尿病患者不宜食用。

蜜枣枇杷雪梨汤

原料：雪梨240克，枇杷100克，蜜枣35克

调料：冰糖30克

做法：

①雪梨洗净，去皮、核，切小块；枇杷洗净，去头尾、果皮，切小块；蜜枣对半切开。

②往砂锅中注入适量清水烧热，放入蜜枣、枇杷，倒入雪梨，烧开后用小火煮约20分钟。

③倒入冰糖，用大火煮至冰糖溶化，关火后盛出煮好的雪梨汤即可。

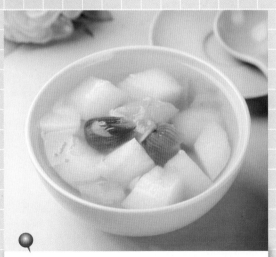

功效：蜜枣含胡萝卜素、维生素C、钾、磷、铜等，具有补血、健胃等功效。本品可生津止渴、促进消化吸收。

山楂

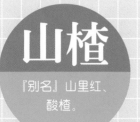

『别名』山里红、酸楂。

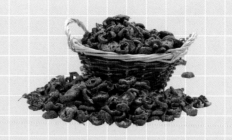

性味归经：性微温，味甘。归肝、胃经。

健胃原理：山楂含糖类、蛋白质、脂肪、维生素C、胡萝卜素、淀粉、苹果酸、枸橼酸、钙和铁等物质。其中富含的黄酮类化合物，具有保护心肌的作用。山楂有重要的药用价值，自古以来就是健脾开胃、消食化滞的良药。

✔ 最佳营养搭配

- ☑ 山楂+白糖，改善消化
- ☑ 山楂+酸梅，消食、通便

✘ 禁忌搭配

- ⊗ 山楂+海鲜，引起便秘
- ⊗ 山楂+猪肝，破坏维生素C

食用注意

①食用山楂不可贪多，而且食用后还要注意及时漱口，以防对牙齿有害。
②胃及十二指肠溃疡和胃酸过多者、脾胃虚弱者不宜食用山楂。

山楂酸梅汤

原料：山楂90克，酸梅45克，谷芽10克，麦芽10克

调料：冰糖30克

做法：

①山楂洗净，切开，去核，切小块。
②往砂锅中注水烧开，倒入洗好的谷芽、麦芽，加入酸梅、山楂块，烧开后用小火煮至汤汁变成褐色。
③放入适量冰糖拌匀，煮至冰糖完全溶化。
④关火后盛出煮好的酸梅汤，装入汤碗中即可。

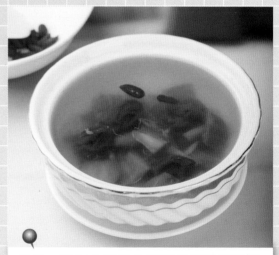

功效：酸梅含有的儿茶酸能促进肠道蠕动，其酸味能刺激消化腺的分泌。本品可促进消化，改善肠胃功能。

猪肉

『别名』豕肉、豚肉、彘肉等。

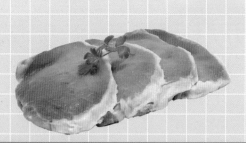

性味归经：性温，味甘。归脾、胃、肾经。

健胃原理：猪肉营养价值高，是人们餐桌上重要的动物性食品之一，也是人类摄取动物类脂肪和蛋白质的主要来源。其所含的蛋白质和胆固醇含量较高，还富含维生素B$_1$和锌等，有滋养脏腑、补中益气、滋阴养胃等功效。

✔ **最佳营养搭配**

- 猪肉+西芹，消食通便
- 猪肉+香菇，营养均衡

✘ **禁忌搭配**

- 猪肉+田螺，伤肠胃
- 猪肉+杏仁，引起腹痛

食用注意

①吃猪肉搭配豆类食物，可乳化血浆，使胆固醇与脂肪粒变小，防止硬化斑块形成。
②肥胖、冠心病、高血压、高血脂等患者不宜多食猪肉。

西芹炒肉丝

原料：猪肉240克，西芹90克，彩椒20克，胡萝卜片少许

调料：盐3克，鸡粉2克，水淀粉9毫升，料酒3毫升，食用油适量

做法：
①胡萝卜片洗净，切条；彩椒洗净去籽，切丝；西芹洗净去皮，切条；猪肉洗净，切丝，加盐、料酒、水淀粉、食用油，腌渍入味。
②往锅中注水烧开，加食用油、盐，倒入胡萝卜、西芹煮沸，再倒入彩椒，煮至断生捞出。
③用油起锅，倒入肉丝炒变色，倒入焯过水的食材炒匀，加盐、鸡粉、水淀粉调味即可。

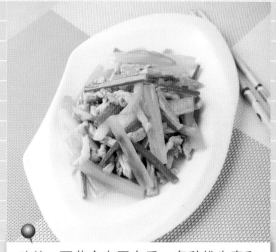

功效：西芹含有蛋白质、多种维生素和矿物质，具有平肝清热、降血压、健胃等功效。本品可消食通便、滋阴养胃。

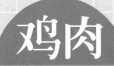

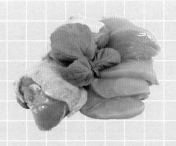

鸡肉

『别名』家鸡肉、母鸡肉。

性味归经：性平、温，味甘。归脾、胃经。

健胃原理：鸡肉是高蛋白、低脂肪的健康食品，其中氨基酸的组成与人体需要的十分接近，极易被人体吸收，含有的多种维生素和矿物质也是人体所必需的。具有温中益气、补精填髓、益五脏、健脾胃、强筋骨的功效。

✔ 最佳营养搭配

- ✅ 鸡肉+芝麻，益气补血
- ✅ 鸡肉+柠檬，增强食欲

✗ 禁忌搭配

- ❌ 鸡肉+鲤鱼，引起中毒
- ❌ 鸡肉+兔肉，引起腹泻

食用注意

①鸡屁股是淋巴腺体集中的地方，含有多种病毒、致癌物质，不可食用。
②鸡肉适合热炒、炖汤、凉拌，但切忌吃过多的鸡翅等鸡肉类食品，以免引起肥胖。

棒棒鸡

原料：鸡胸肉350克，熟芝麻15克，蒜末、葱花各少许

调料：盐4克，料酒10毫升，鸡粉2克，辣椒油5毫升，陈醋5毫升，芝麻酱10克

做法：

①锅注水烧开，放入鸡胸肉，加盐、料酒，煮熟后捞出，用擀面杖敲打松散，再用手把鸡肉撕成鸡丝。
②把鸡丝装入碗中，放入蒜末、葱花，加盐、鸡粉、辣椒油、陈醋，放入芝麻油拌匀调味。
③把拌好食材装盘，撒上熟芝麻和葱花即可。

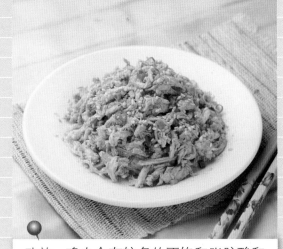

功效：鸡肉含有较多的不饱和脂肪酸和亚油酸，能够减少低密度脂蛋白胆固醇。本品强健筋骨、促进食欲。

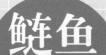

鲢鱼

『别名』鲢、鲢子、
边鱼、白脚鲢。

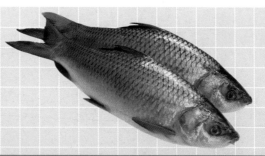

性味归经：性温，味甘。归脾、胃经。

健胃原理：鲢鱼有温中益气、祛除脾胃寒气、暖胃补气的作用。可以治疗胃寒疼或由消化不良引起的慢性胃炎。吃鲢鱼不仅可缓解胃痛，还可降低胆固醇和血液黏稠度、预防心脑血管疾病。

✔ 最佳营养搭配

- ✅ 鲢鱼+西红柿，美容解毒
- ✅ 鲢鱼+白萝卜，利水消肿

✘ 禁忌搭配

- ❌ 鲢鱼+螃蟹，降低营养价值
- ❌ 鲢鱼+甘草，引起中毒

食用注意

①鲢鱼的鱼肝中含有毒质，不能食用，所以在清洗鲢鱼的时候，要将鱼肝清除干净。
②痈疽疔疮、皮肤瘙痒、目赤肿痛、口腔溃疡等患者不宜食用鲢鱼。

茄汁烧鲢鱼

原料：鲢鱼300克

调料：盐3克，番茄酱7克，生粉、水淀粉、食用油各适量，姜末、蒜末、葱花各少许

做法：
①鲢鱼肉洗净去骨，切网格状花刀，撒盐腌渍入味。
②热锅注油烧热，将鲢鱼头裹上生粉，入锅炸至金黄色，捞出待用。
③用油起锅，倒入姜末、蒜末爆香，放入番茄酱、清水、盐、水淀粉调成味汁。
④关火后盛出味汁，浇在鱼身上，点缀上葱花即可。

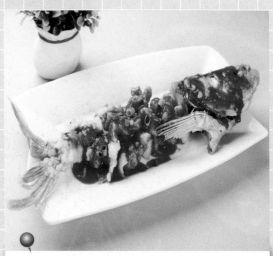

功效：番茄酱含有番茄红素、B族维生素、多种矿物质及天然果胶等，营养易被人体吸收。本品有暖胃补气的功效。

冰糖

『别名』无。

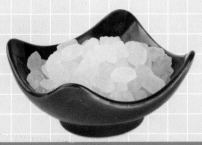

性味归经：性平，味甘。归肺、脾经。

健胃原理：冰糖的成分是含结晶水的葡萄糖，与白糖在体内分解的成分一样，能补充体内水分和糖分，具有补充体液、供给能量、补充血糖、强心利尿、解毒等作用。冰糖味甘、性平，有补中益气、和胃润肺的功效。

✔ 最佳营养搭配

- ✅ 冰糖+雪梨，清热生津
- ✅ 冰糖+银耳，滋补、清泄

✘ 禁忌搭配

- ❌ 冰糖+田螺，影响营养吸收
- ❌ 冰糖+鸡蛋，容易引起中毒

食用注意

①冰糖化水后容易滋生细菌，最好不要食用。
②糖尿病、高血糖患者不宜食用冰糖。

冰糖雪梨汁

原料：雪梨1个，柠檬2片

调料：冰糖适量

做法：
①雪梨洗净，去核切块。
②准备好榨汁机，加入雪梨、柠檬片、两粒冰糖，倒入一杯纯净水。
③榨半分钟，将榨好的果汁倒出即可饮用。

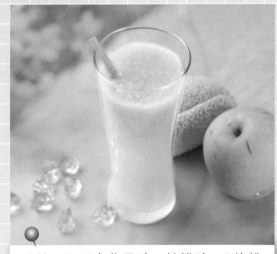

功效：雪梨含苹果酸、柠檬酸、B族维生素、胡萝卜素等，能生津润燥、清热化痰。本品可滋阴润燥、和胃润肺。

更年期的心理
调适与运动调养

现在有很多人常因进入更年期，为时光的消逝而感到烦躁不安，甚至无法承认时光远去、容颜改变、自己面临步入更年期的现状。事实上，只要保持良好、乐观的心态，即使更年期来临，也可以活得年轻、过得精彩。

适时地调整好自己的心态和适当的运动调养，是安安静静、健健康康度过更年期的一个重要方面。尤其对于更年期的人来说，运动是不可缺少的，它能够使人体各个器官充满活力，延缓衰老。了解更年期的心理调适和运动调养，是重获年轻生活的重要秘诀。

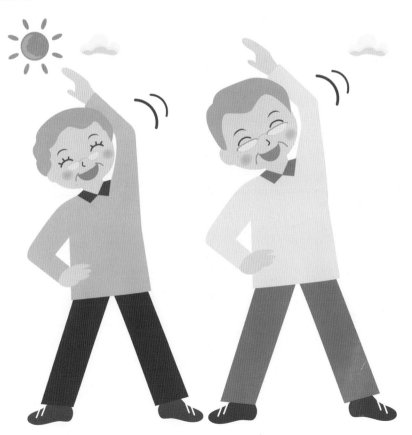

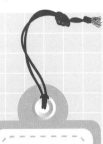

更年期的不良心态有哪些

多疑

多疑是进入更年期后的一种典型的不良心态，尤其是女性，表现得更为明显。总是对身边发生的事情陷入无端的盲目怀疑里面，尤其是当周围的事物无法满足自己的愿望时，总是听风是雨，听到别人背后一点点的议论声，就马上联系到自己身上来。

如果多疑心态严重，就会影响到家庭的和睦，有时甚至还会影响到人际交往和社会关系。

焦虑

更年期出现的焦虑心态和一般人在面对生活以及工作的焦虑等有所不同，这种焦虑不容易轻易消失，如果得不到适当地调适，就会持续很长一段时间。

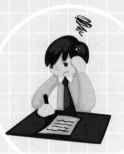

主要表现为注意力不集中，遇事优柔寡断，做不了决定，受到外界一点点的刺激就会产生很大的情绪波动，而且经常会顾虑重重。

悲观

悲观是一种因自我感觉失调而产生的不安的情绪，常表现为心理上的自我指责、安全感的缺失，看事情比较负面，而且缺乏正能量。

性格悲观的人每每遇到事情都容易往坏处想，但是有些人本来性格并不悲观，是在进入更年期之后才开始逐渐产生、滋长的一种心态。

进入更年期以后，经常回忆以前不愉快的事情，以泪洗面，或者缺乏自信，感到自己很没用，担心自己逐渐衰老、即将走到生命的终点。

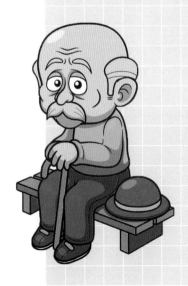

空虚

空虚这种心态大多出现在一些空巢老人或孤寡老人身上。这些人有的是子女长大成人后离开家自己独立，有的是亲友死亡，自己退休在家离开群体，一开始是产生一系列不适应的症状，常常出现情绪不稳定、不近人情、唠叨，然后就会有频繁出现的孤独感和抑郁感，尤其是当看到别人乐享天伦的时候，这种空虚感更为泛滥。

喜怒无常

性情大变也是更年期的一个常见心态，一般认为这是内分泌紊乱所致。原本性格温和谦让的人，在进入更年期后可能变得暴躁、蛮横、无理，而且经常动不动就会发脾气、喜怒无常，难以捉摸。更年期的性情、心理既特殊，又十分地复杂。

以自我为中心

女性进入更年期后，神经系统会发生某些变化，这样一来会造成心理上的一些不适应，这种不适应会导致人的性格发生变化，在这种心理和社会各种因素的作用下，常会变得以自我为中心，对周围的人常常会忽略，而且对他人的意见很难接纳，认为自己的想法和做法才是对的，一旦受到别人的反对或反驳，就会发怒、烦躁。

关注流言蜚语

过分关注流言蜚语是更年期不良心态中的一种，表现为过分关注身边传播的一些小道消息和新闻，但凡工作单位、小区邻居有点什么不好的事情，都会深受其害，造成人际关系的紧张，严重的甚至还会受到恶性的精神刺激。

灰色联想

进入更年期后，人会变得格外敏感，总是习惯性地把自己周围发生的所有不愉快的事情强制性地和自己联系起来。例如，经常把关于车祸、绝症、死亡等不幸的事情和自己联系起来，这些联想大多都是灰色的，容易让人沮丧、绝望的，所以称之为"灰色联想"。

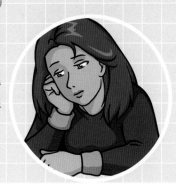

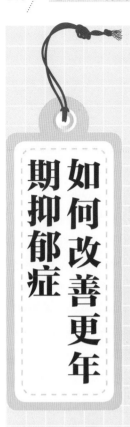

如何改善更年期抑郁症

什么是更年期抑郁症

更年期抑郁症，是指在步入更年期以后因为焦虑、不安、紧张、忧郁等引起的心理上的一种综合征。初次发病年龄男性在55～60岁，女性在45～55岁，但是发病群体以女性较为多见。根据数据调查显示，女性在进入更年期以后，约有50%的人会患有抑郁症。

更年期抑郁症的主要表现是焦虑不安，而且多疑，对什么样的人和事常常无法接纳，各种适应能力都会下降，经常没有缘由地悲观忧郁、后悔自责。时常感觉身体不适，经常会哭哭啼啼，严重的患者甚至还会有自伤、自杀倾向。

这些症状的产生大部分都与个人的生活环境、心理承受能力、人生的经历、个人的修养有一定的关系。

更年期抑郁症的危害

更年期症状的危害是多方面的，包括对心理、身体上的危害，对家庭、人际关系造成的不良影响等。

●对心理的危害

更年期的抑郁症患者受到抑郁情绪的影响，总是处在不开心的状态里面，这种负面的情绪久而久之会使患者无法自拔，会认为自己的生活没有价值，开始悲观厌世。

●对身体的危害

心理抑郁会使人的神经系统发生变化，据统计，抑郁症患者患心脏病的危险性较常人高出2倍，遭遇中风的概念比常人高出3倍。此外，抑郁症患者慢慢会食欲不振、体重下降、四肢乏力，时间久了，全身的自主神经功能会失调，对身体造成的危害是明显的。

●睡眠障碍

更年期抑郁症大部分会伴随着顽固性的睡眠障碍，具体表现为失眠、入睡困难、早醒、多梦、睡眠质量差等，随着这些症状的频繁发生，抑郁症患者的病情会越来越严重。

●对家庭造成的负担

家庭生活质量会受到影响，因为更年期抑郁症有反复发作的特点，需要反复就医，医疗的费用会造成家庭的经济负担，此外，抑郁症患者自伤、自杀的倾向会造成家庭成员的心理负担。

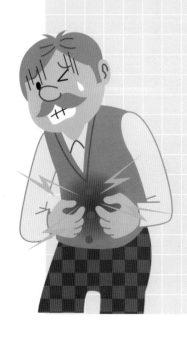

更年期抑郁症如何改善

运动是改善抑郁症状的最有效方法。通过在空气清新的山间或大街上快步走能够帮助改善心情，愉悦的心情是控制病情的良好机会。

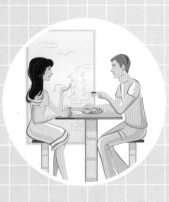

有规律地走路是能够治疗抑郁症的。有数据调查表明，虽然服用一些抗抑郁的药物疗效比较快，但是也比较容易复发。

此外，向他人倾诉也是能够改善抑郁症的。因为抑郁症患者在向他人倾诉自己内心世界的同时，会觉得自己不是被世界孤立的，而且有些患者甚至能够通过倾诉的这个过程，反馈式地了解到自己的有些念头是不正确的。

更年期抑郁症如何治疗

更年期抑郁症的治疗包括药物治疗和心理治疗两个方面。

药物治疗主要是指让更年期抑郁症患者在专科医生的指导下服用抗抑郁药物。包括服用一些具有帮助睡眠、镇静功效的药物等。但是药物治疗也存在弊端，有些患者在服用药物后会出现口干、视力模糊、便秘、心跳加速等症状，如果是大剂量地用药还可能会损害心脏，因此抑郁症患者服用药物进行治疗时必须谨遵医嘱，服用药物后若有不适症状，需马上就医。

心理治疗主要是缓和更年期抑郁症患者的情绪，让患者了解到疾病的性质，消除思想上的顾虑，稳定自身的情绪，并且树立战胜疾病的信心，主动配合治疗。

怎样预防更年期抑郁症

良好的心理状态是预防更年期抑郁症最好的方法。首先，对更年期要有一个正确的认识，更年期是人生的一个阶段，对于它的来临要有一些思想上的准备，但是切忌紧张惶恐，担忧不已，过分忧虑，这样不仅对预防疾病没有帮助，反而会滋生焦虑情绪。

保持良好的人际关系有助于预防抑郁症。人们常说，良言一句三冬暖，恶语伤人六月寒。人和人之间，如果能够彼此爱护和温暖，许多不良的情绪都会消散，如果长期人际关系紧张则对身体和心理健康无益，患抑郁症的几率也会增高。所以，对于即将进入更年期的朋友更应该要和身边的亲人、朋友多亲近，多交谈。

劳逸结合是预防更年期抑郁症的重要原则。步入更年期后，不要整日忙于工作，精神紧绷，要多散心、运动，通过减压，消除更年期前期的诱发因素，从而预防更年期抑郁症。

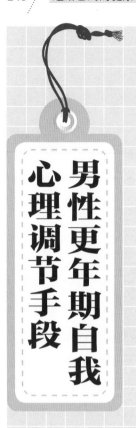

什么是男性更年期

男性更年期综合征，也称之为中老年男子部分雄激素缺乏，是由于男性雄激素在青年期达到高峰后逐渐下降引起的一系列生理变化和临床症状。

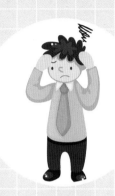

关于男性更年期问题，过去并没有受到普及，因为男性无周期性表现，即使进入更年期，表现出来的症状也会被认为是受到外界因素的影响，并没有受到人们的重视。

事实上，如果男性更年期缺乏关注，也会给工作和生活造成一定的影响。

所以，中老年男性也有必要了解关于男性更年期的一些知识，只有正确认识更年期，才能懂得如何应付更年期出现的各种症状，从而合理进行自我心理调节。

男性更年期的心理变化

心境和情绪的变化是男性更年期症状表现的两个主要方面。比如，男性在进入更年期以后，会出现抑郁、忧愁、神经过敏、孤独、失眠、易怒、烦躁等，这些症状并不是只有女性才会出现，男性也很容易出现，并且进一步发展为抑郁型的精神病。

此外，较之未进入更年期阶段时，男性进入更年期后，也会有某些症状的出现给他们的工作、生活以及人际交往带来麻烦，使他们常常产生一些恐惧、紧张的心情。

最为主要的心理变化产生在以下几个方面：

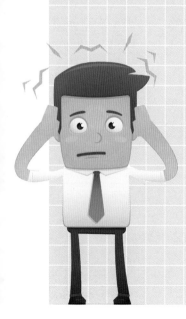

●性厌烦

这类人群往往是在性生活过程中身体状况不佳、情绪不愉快从而造成对性生活没有期待，或者是到了更年期性功能本身有减退的表现，因此对性生活产生反感。

●性的心理性损伤

这种心理变化主要是针对孤寡老人的，人到了老年，没有老伴的陪伴，想找个人一个共度晚年，但是碍于社会议论和子女反

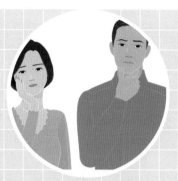

对，于是变得沉默寡言、对周围的一切都感到不顺心，从而造成心理上的损伤，久而久之，性功能也会受到损伤。

●性淡漠

对性产生的淡漠是男性更年期最为常见的心理变化，他们潜意识里认为人到了老年，性关系就变得不再重要，在思想上产生了性淡漠，时间久了，也会造成性的心理性损伤。

更年期男性的自我心理调节

●多参加户外活动

社会与环境不会因为人的生理、心理的变化而变化，所以要主动地去学会适应社会现状与周围环境，尽量多参加一些户外活动，融入人群，感受人群的喜悦。

不要总是一个人闷在家中胡思乱想，有条件的话可以参加一些体育锻炼，如游泳、打太极拳、跑步等等。这些有益身心健康的户外活动不仅能让人呼吸新鲜的空气，而且还能有效调节自主神经，达到心理愉悦的效果。

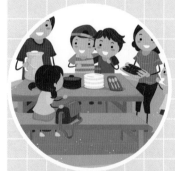

●养成良好的生活规律

良好的生活方式是使一个人远离疾病最好的办法。切忌暴饮暴食、熬夜晚睡、喝酒无节制，要养成健康生活的好习惯。

●保持安静

心理的稳定，能够帮助消除一些不必要的紧张。更年期的男性患者要学会用安静的心态面对生活，以静制动，当生理和心理发生某些变化时，要处变不惊。

●适时倾诉与发泄

生活不如意事十之八九，当遇到一些想不通或者难以解决的事情时，要想办法发泄出来。可以寻求身边人的帮助，向他人倾诉，从而减轻一些心理上的负担和压力，这是男性更年期自我心理调节的重要手段。

●学会控制情绪

更年期是一个内分泌紊乱的时期，容易情绪化，所以常常容易发怒。

发怒是一种不良的情绪，会直接影响到良好的人际关系和家庭的和睦等，对自己的身心也有害无利。

因此，更年期男性一定要学会控制情绪，寻找有效的办法来制约自己的怒气。

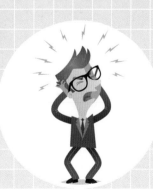

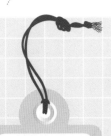

改善更年期疑病症的方法

什么是更年期疑病症

疑病症，又叫作疑病性神经症、疑病、臆想症等，主要发生在40岁以后，一般女性的患病几率较男性要高。

疑病症是指患者过分担心自己的身体状况，怀疑自己患有一种或者多种严重的躯体疾病，并且经常自觉身体出现各种不适、反复就医，经检查后均不能证实疾病存在却依然不能打消疑虑，且伴有经常性地焦虑或抑郁。

疑病症的起因包括哪些方面

●个人性格因素

成长环境的不同，受教育程度的不同等等，都会导致人与人之间的性格各异。如果是敏感、多疑、固执、主观、孤僻、自艾自怜、以自我为中心的人，更容易在步入更年期后患有疑病症。

●社会环境因素

生活环境的改变总是需要人的重新适应，如果环境变迁，心理适应能力和承受能力却无法顺利过渡，就会使人出现各种心理和生理上的不适，再加上自我调整能力差的话，可能还会加重这种不适感。

●躯体因素

处在更年期的人较之常人更容易出现一些躯体感觉上的变化，以及自主神经不稳定的症状，如心悸、潮热、生殖器官的萎缩等，对于这些生理现象的不合理认识和不科学认知会导致更年期疑病症。

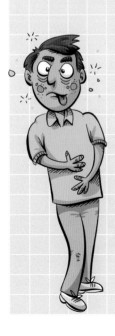

●心理因素

自我暗示和条件联想是心理因素的两个比较重要的方面。疑病症患者经常会以自己身体上的某个部位所出现的不适或疼痛证明自己患有某种疾病，并且不停地加以强化，企图获得周围的人们的同情。

因为受教育程度的不同，患者可能会认为自己患有不同严重程度的疾病，例如有人会认为自己感染风寒，有人会觉得自己患上了肝炎、肺炎，也有人会认为自己患上了癌症、心脏病等。

如得知身边有亲属朋友因癌症去世，就会怀疑自己是否也有癌症，甚至觉得自己有患癌的征兆。

还有些人一旦察觉到自己身体有小小的变化或不适，就会开始紧张、焦虑、不安，反复去就医，对就医后好的检查结果反而不信，对不好的结果忧心忡忡。一旦周围有人安慰自己，则认为自己一定是患病了，且患病程度十分严重。

更年期疑病症常见的临床表现

●存在先占观念

更年期疑病症最大的一个特点就是持续存在先占观念，固执地认为自己患了某一种或多种严重的目前还没有被认识的躯体疾病。这个特点导致患者过分关心自己身体的细微变化，并对实际健康状况做出不正确判断。

●时常觉得身体不适

疑病症症状表现为患者觉得全身不适、身体的某个部位突然疼痛或出现功能障碍，甚至开始怀疑自己患有某种具体的疾病，如果定位清楚，可能会觉得肝区疼痛、胃肠扭转、肚子疼等，如果是定位不清楚的，则主诉全身有不适感。

其中，疼痛是一种最为常见的"症状"，以头部、胸部、颈部较多，涉及多种器官的不适反应，如恶心、呃逆、腹泻、胸痛、呼吸困难等。

如何改善更年期疑病症

心理治疗辅以药物治疗是改善更年期疑病症的最好方法，主要从以下几个方面着手：

●做好迎接更年期的准备

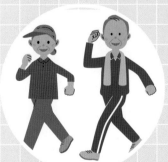

到了一定年龄阶段时，一定要学习关于更年期的相关常识，做好心理和生理上的准备。

●保持良好的心态

在日常生活中要保持乐观的精神和良好的生活态度，学会提高自己的自控能力，在身体和心理健康短暂失调时，能够自我调节，稳定情绪。

●适当参加活动

适当的户外活动和体育锻炼是生活中必不可少的一部分，它对于调节情绪，强身健体都有很好的帮助。

●定期检查身体

定期到医院做一些身体检查，包括妇科检查，尤其是即将进入更年期的人群，适当地加强医药保健方面的常识，能够避免进入更年期时出现手足无措的情况。

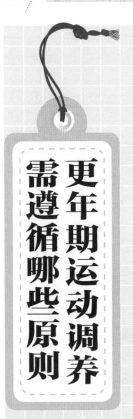

更年期运动调养需遵循哪些原则

原则一：选择适合自己的运动项目

步入更年期后坚持适当的体育锻炼有助于健康，但是要一定结合自己的身体特点及条件，选择适合自己的运动项目。

其次，就是合理地安排运动的时间和场地，适量地运动，以达到良好的成效。

更年期女性可以选择散步、瑜伽、保健体操等运动项目。

更年期男性应选择各关节、各肌肉都能到得到锻炼、活动的全身性的运动项目，例如慢跑、游泳、气功、太极拳、五禽戏、八锦段等，能够使全身都得到锻炼。

但需要注意的是，不宜选择强度过大、速度过快的剧烈的运动项目，例如憋气、翻滚、冲刺、跳跃、倒立等这类不适合更年期人群的项目。

原则二：适量运动

对运动量的把握也是更年期运动调养中需要严格遵循的一项基本原则。

很多人做了运动，但是却没能达到运动的效果，这其中就有一部分是对运动量没有准确拿捏的原因。

运动量过大，超过身体能负荷的范围，会产生弊端，对健康十分不利；运动量太小，又会达不到预期的目的，最合适的运动量最好是在中等或中等以下。

那么，什么样的运动量才是恰当的呢？这个恰当的范围又该如何判断和把握呢？

一般情况下，我们通过锻炼后让身体的感知来判断。

如果运动后赶到头昏、胸闷、气促、恶心、食欲不振、睡眠不佳，而且出现明显的疲劳症状，则说明运动量过大，超过身体所能负荷程度。

如果运动后有微微的出汗，身体有些发热，但是不仅没有疲劳的感觉，反而觉得轻松舒畅，食欲和睡眠也都很好，这时候说明运动量是适当的。

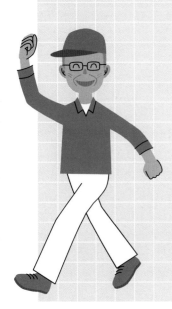

原则三：循序渐进

不管是对于任何一个年龄阶段的人来说，运动都应该有一个循序渐进的过程。运动的轻度应该由较少逐渐过渡到中等程度，以中等为适度，切忌在短时间内运动强度跨越过大。

此外，运动方式也应该从易到难，从简单到复杂，时间从短到长。每次运动都应该动静结合，合理互换，逐步过渡。运动开始之前要有准备活动或热身活动。

原则四：选择正确的地点和时间

锻炼最合适的地点是宽阔、空气清新的地方，例如公园、湖滨、绿化地区等。不宜选择在人声鼎沸、吵杂的地方或是马路边上运动，尽量避免发生意外。

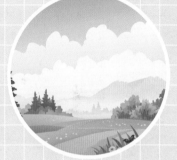

锻炼也要选择合适的时间。

一般来说，清晨空气清新，而且人流少，最适宜选择一个环境宁静的地方锻炼。

晚上饱食后，也可以选择散散步，小走一下，可以起到消食除积的作用。但是不宜饭后马上运动，最好在吃饭后1~2小时再运动。

原则五：持之以恒

运动的成效不是立竿见影的，最忌讳"三天打鱼，两天晒网"，因为这样做不仅看不到运动的成效，而且还有可能会使身体无法适应突然的运动而造成意外的伤害。

运动一定要持之以恒，最好能够制订一份长期的运动计划和目标，朝着这个运动的目标不断鞭策自己。

原则六：加强自我观察

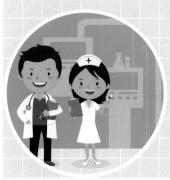

在开始运动之前，最好能够对自己的身体状况有一个很好的认知。可以到医院做一些全面的检查，做到充分了解自己的身体，继而选择适合自己的运动方式。

在锻炼的时候，一定要加强自我体察，注意自己的血压、血糖、呼吸、脉搏、运动后的感觉等，这样不仅能够防止运动带来不良的反应，还能够提高运动的成效。

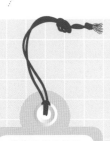

缓解更年期综合征 哪些运动项目可以

打太极拳可缓解更年期综合征

太极拳是一种能够促使人的呼吸、意念与运动三者和谐统一的运动，十分注意对意、气、形、神的锻炼，经常打太极拳，不仅能够缓解多种更年期综合征，例如更年期抑郁、记忆力减退等，而且对个体的身心健康有着极为重要的促进作用。

现代医学研究表明，经常打太极拳有助于调节人的中枢神经的功能，帮助改善内脏器官的血液循环，以及提高人的抗病能力和免疫力。

经常打太极拳对于中老年人的健康尤其有利，因为这种运动方式能够帮助缓解更年期综合征，特别是身体虚弱的中老年人更为适用。

太极拳具备了轻松、自然、舒展以及柔和的特点，十分符合人体生理和心理的要求。

打太极拳者应该调节好自己，做到以意领身，以气运身，尽量让自己自如地投入到太极拳中去。

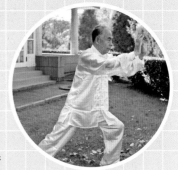

中老年人在打太极拳的时候，需要注意锻炼时间的选择，一般清晨为宜，应该选择空气清新、空间旷达的地方。

游泳可以改善更年期综合征

游泳是人类凭借自身的肢体动作和水的相互作用力使身体自如地在水中游动的一项有意识的活动。

游泳作为一种运动方式，可以帮助人们增强抵抗力，并且能够有效地促进腰部和腹部的血液循环，是一种十分适合更年期的运动调养方式。

游泳除了是一种运动方式之外，还能够作为运动处方，帮助改善和治疗一些更年期综合征，例如更年期肥胖、更年期高血脂等症。

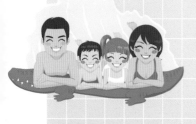

比起其他的运动，游泳更适合一些直立锻炼困难的人群，比如更年期肥胖者，如果采取跑步等方式，由于重力作用腿脚部负

担过重容易导致受伤，此时游泳是锻炼的更好的方式。

对于步入更年期的人来说，无论是男性还是女性，游泳的好处是能增强体质。

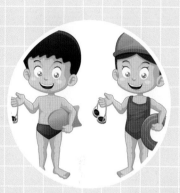

游泳池的水温低于人的正常体温，人长时间处在水中散热快，消耗能量多，促使人体新陈代谢在同时间内也会加快，增强人体对外界的适应能力，能够帮助抵御寒冷，不容易患伤风感冒。

此外，游泳还能够改善人体的内分泌功能，使脑垂体功能增加，提高人体对疾病的抵抗能力和免疫能力。

进入更年期以后，自身免疫力低下是较为常见的，提高人体的免疫力自然有助于改善更年期综合征，有益于防止各种疾病的侵袭。

瑜伽可以缓解更年期的不良反应

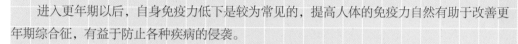

作为一种身体与心灵可以双休的运动方式，瑜伽已经被越来越多的人所接受。人们普遍认为，瑜伽可以美容，瑜伽可以丰胸，瑜伽可以塑形……

但是，对于步入更年期的人群来说，瑜伽还有一个更为重要的功效，那就是缓解多种更年期的不良反应。

通过对瑜伽的练习，可以缓解更年期出现的头痛、眩晕，潮红、潮热，胸闷、心悸，失眠、多梦，关节疼痛，尿频、尿失禁，身体浮肿，腹泻、便秘，月经不调，骨质疏松等多方面的不良反应。

此外，瑜伽能通过呼吸调息，采用动静平衡、身心统一的方式，来刺激身体恢复本身的自觉与自愈，改变人体亚健康状态，这对于缓解更年期多种综合征均有潜移默化的作用。

而且，瑜伽有利于减压养心，使得全身舒畅、心绪平静，达到修心养性的目的，同时还能促进血液循环，修复身体各受损的组织，舒缓身心。

常常锻炼瑜伽，能使由自律神经所支配的内脏、血管、激素的异常得到调整，并纠正不良姿势，润泽肌肤。

更有调查实验证明，通过对瑜伽的练习，能够有效加快脂肪的新陈代谢，达到减脂的效果。此外，还能减少压力的积压。对于更年期常出现的高血脂、肥胖、烦躁等不良反应和症状都有一定的疗效。

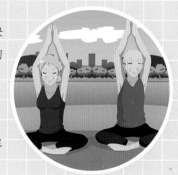

瑜伽的练习分有不同的体位，这些体位、姿势的不同，使得练习瑜伽有不同的功效。不同的瑜伽体位对于缓解更年期不良反应能起到不同的作用。

散步对于改善更年期症状的益处

●散步有益于减肥

散步是锻炼身体的一种好方法，可以增强下肢肌力，促进下肢血液向上回流至心脏，从而有利于全身血液的循环，而且它能够促进机体的新陈代谢，增加机体的能量消耗，使肥胖患者体重下降，对于预防更年期有一定的益处。

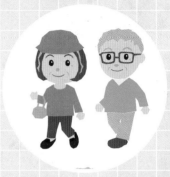

●散步有益于冠心病的康复

在散步的时候，人有节奏的行走能够使身体产生一种低频、适度的振动，这种振动会使血液流动加速、血管张力增加，同时可以降低低密度脂蛋白胆固醇、提高高密度脂蛋白胆固醇，有利于防治动脉粥样硬化。

●散步有益于缓解更年期压力

处在更年期的人经常处在一种压力之中，常常会表现出抑郁、烦躁、易怒、情绪变化无常等典型的症状，但是有规律而持续的散步能够帮助改善这些症状，减轻和缓解生活变化和其他心理问题带来的压力。

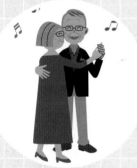

跳舞可以使人更年轻

跳舞是一种集运动和娱乐于一身的活动，它不仅能够增进友谊，增加人与人之间的交流，还能够促进身心健康，使人越来越年轻有活力，从而很好地预防更年期。

在公园、广场或是一些宽阔的场地上，我们经常能看到有不少的人聚集在一起学练跳舞，有的更年期人的舞姿还十分优美，他们通过舞蹈使生理年龄和心理年龄都变小了许多。

这是因为优美的轻音乐能够使人感到心旷神怡、悠然自得，不但使你的精神愉快，增加食欲，恢复体力，消除疲劳，有助睡眠，而且还能够治疗多种疾病，并有明显地降低血压及减轻或治愈临床症状的作用。

实践证明，在结束一天劳累的工作之后，放松精神，安排适当的时间跳舞，可以减少消化不良、肥胖、痔疮、高血压和动脉硬化等病症的发生，也能够促使大脑更好地休息，有益于夜间睡眠。

美国有学者认为：舞蹈运动是世界上最好的安定剂。这是因为适量跳舞能够缓和神经肌肉的紧张，从而获得安神定志的效果。

跳舞能够帮助消除体力和脑力的疲劳，使人充满活力，保持年轻，对于预防更年期和防治更年期的多种症状都有很好的功效。